羅漢果

降血糖、抗氧化、抗過敏

大橋正文◎著

石學昌◎譯

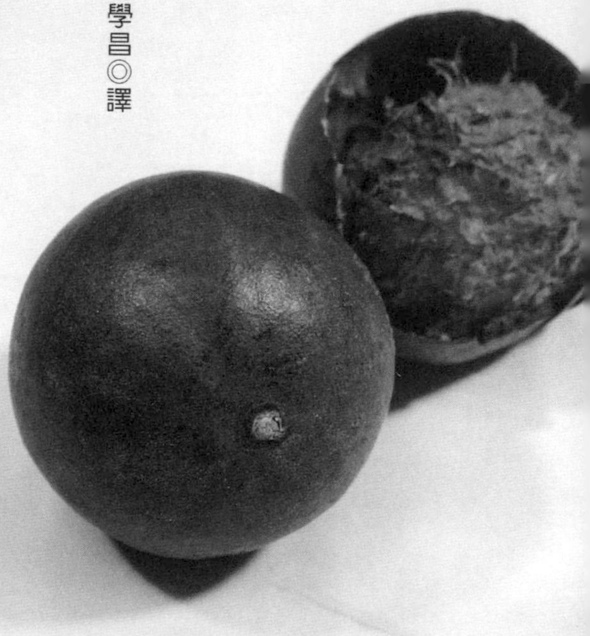

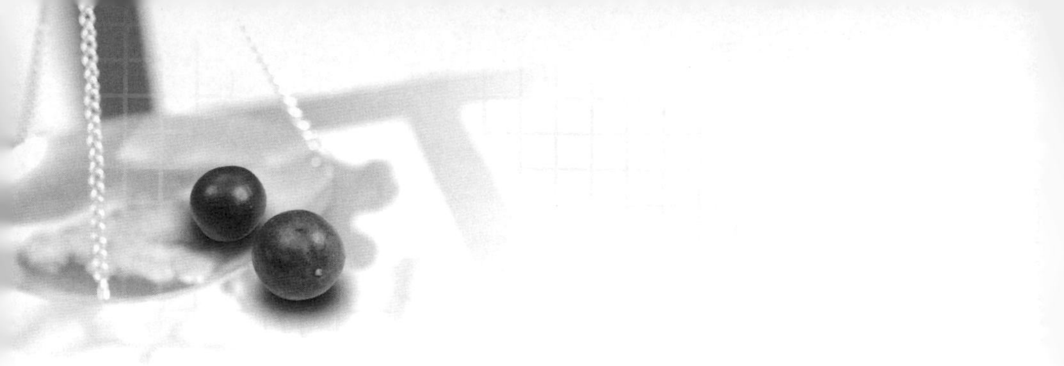

序

羅漢果原產於中國，甜度是白砂糖的四百倍，但會被身體吸收的熱量趨近於零，對糖尿病、過敏或是高血壓患者來說，是最天然的健康食品。羅漢果自古以來就被視為漢方藥材，有「神果」美稱，中醫甚至將羅漢果當作降低血糖或血壓的藥劑使用。糖尿病患者需要嚴格的飲食控制，但對患者來說卻是件痛苦的事，因為飲食控制不當，導致血糖值無法降低的情況也時有所聞。

羅漢果對糖尿病患者有所助益的理由，是讓患者能享受飲食，以健全的身心來對抗疾病；另外，羅漢果所含抗氧化物及均衡的礦物質，也是糖尿病患者不可或缺的營養成分。

活性氧是維持生命的重要元素，也是引起細胞老化、癌症、動脈硬化（心臟病，腦溢血）、過敏等現代病症的原因。羅漢果含有豐富的抗氧化物（scavenger），可吸收活性氧消除它對人體的傷害，許多

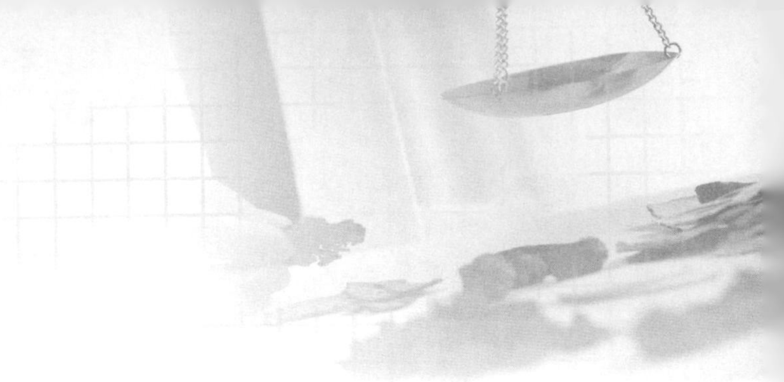

案例顯示，服用羅漢果可大幅降低血糖值，或快速改善氣喘及過敏性皮膚炎等過敏症狀。本書除了請部分患者現身說法，並讓讀者了解羅漢果的效果及何為抗氧化物。

羅漢果是天然食品，並非提煉化學成分製成的藥劑，必須持續使用，食用愈多效果愈好，因此「便宜、便利」的需求也因應而生。

羅漢果因為療效確實，曾於西元一九九四年一度風行，但在用法及價位上，卻難以普及推廣，因為當時要先買乾燥的羅漢果果實，搗碎之後再煎煮取出精華，或是使用價格昂貴但不易保存的濃縮萃取物，品質上也常出現問題。

為回應眾人的需求，將羅漢果的優點及療效傳達給更多患者知道，我設立「Healing Space 治癒森林」診療室，成功製造出使用方便、容易保存且價格便宜，每公克不到二塊錢的羅漢果顆粒。

羅漢果顆粒中濃縮了五倍的羅漢果精華，純度高達百分之九十八。許多人只知道可以用羅漢果代替砂糖放入咖啡，其實這只是羅漢

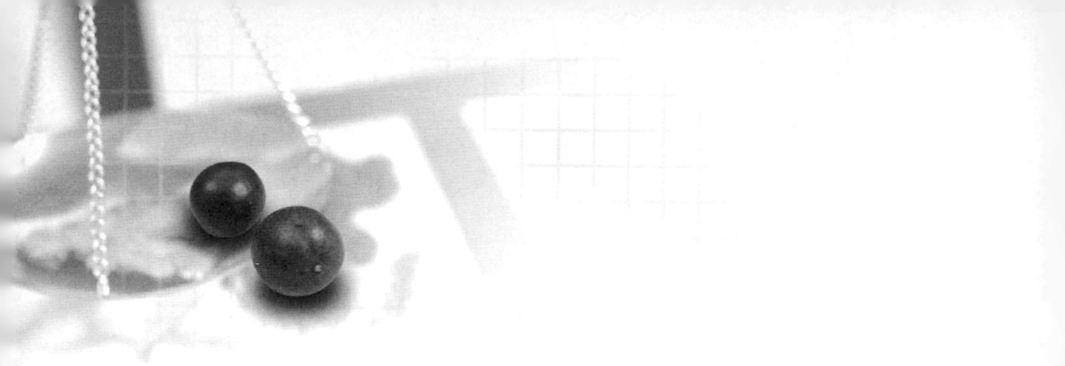

果用法中的一小部分。每天像喝茶般飲用可有效改善體質，或將羅漢果顆粒作為調味料入菜，因抗氧化物的作用，不但可保留肉類和蔬菜的美味，讓養分完全吸收，還可讓需要長時間烹調的燉肉或豆類等料理，只花一半時間即可完成。藉由羅漢果顆粒引出食物自然的甜度與美味，不用砂糖也能做出兼具美味與藥效的家庭藥膳料理。

羅漢果顆粒的誕生，是因為患者的需求而非商業利益，它的優點眾所皆知，不用廣告，光靠人們口耳相傳全國的愛好者便逐漸增加，在料理界中也相當受到矚目。

在加工食品漸增的今天，我希望大家能再次找回家庭料理中的感動，並讓家庭成員從美味的飲食中，獲得天然的營養成分進而擁有健康的身心，我深信羅漢果顆粒將在這過程中成為你最好的幫手。

大橋正文

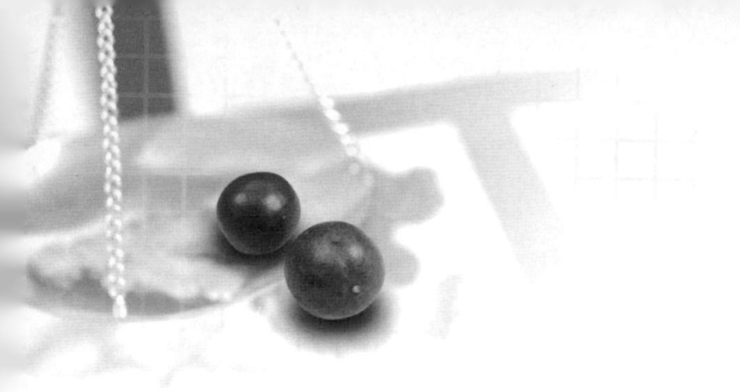

目錄

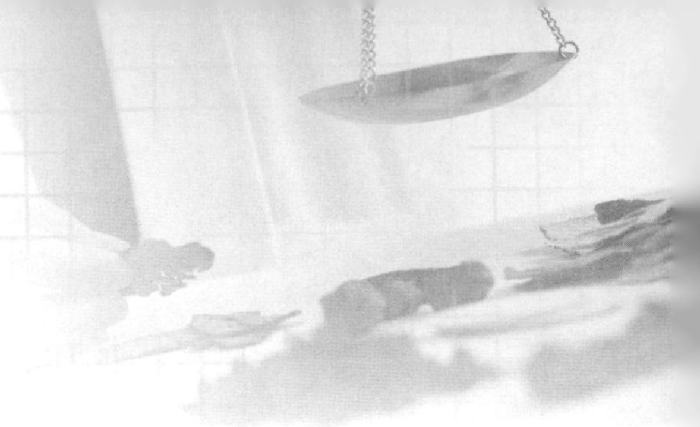

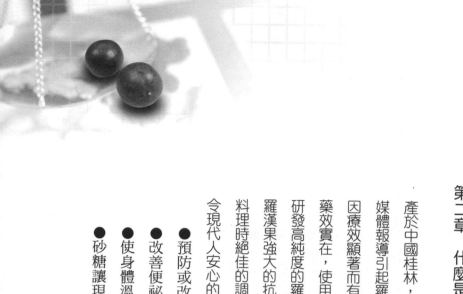

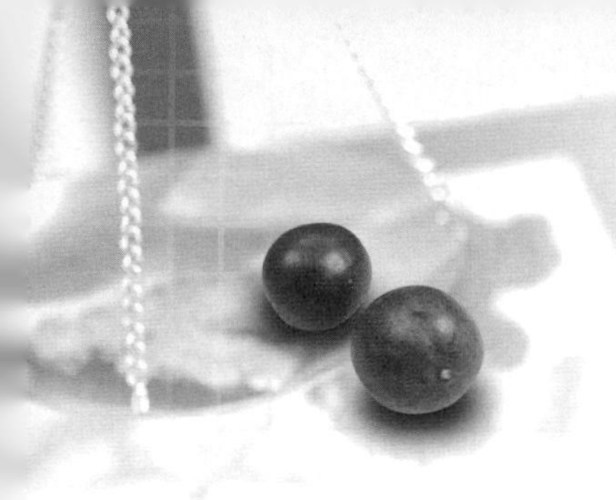

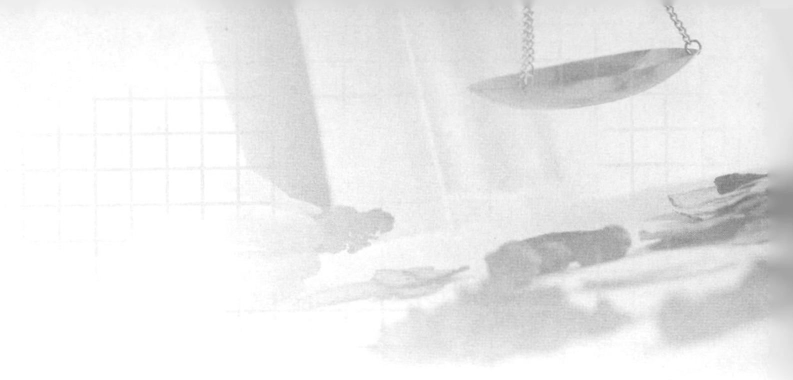

第五章 羅漢果顆粒治癒過敏的實證 143

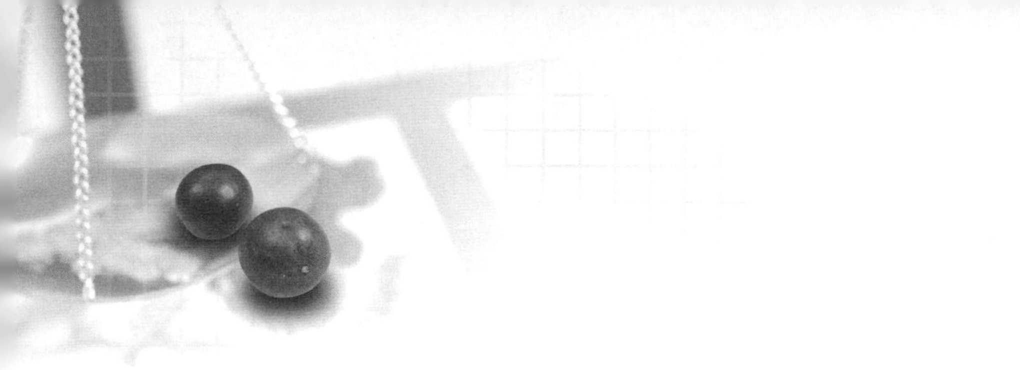

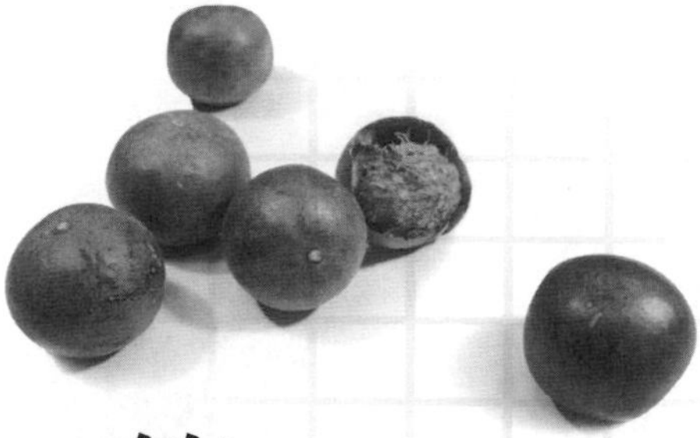

第一章

羅漢果顆粒讓糖尿病患者也能充滿活力

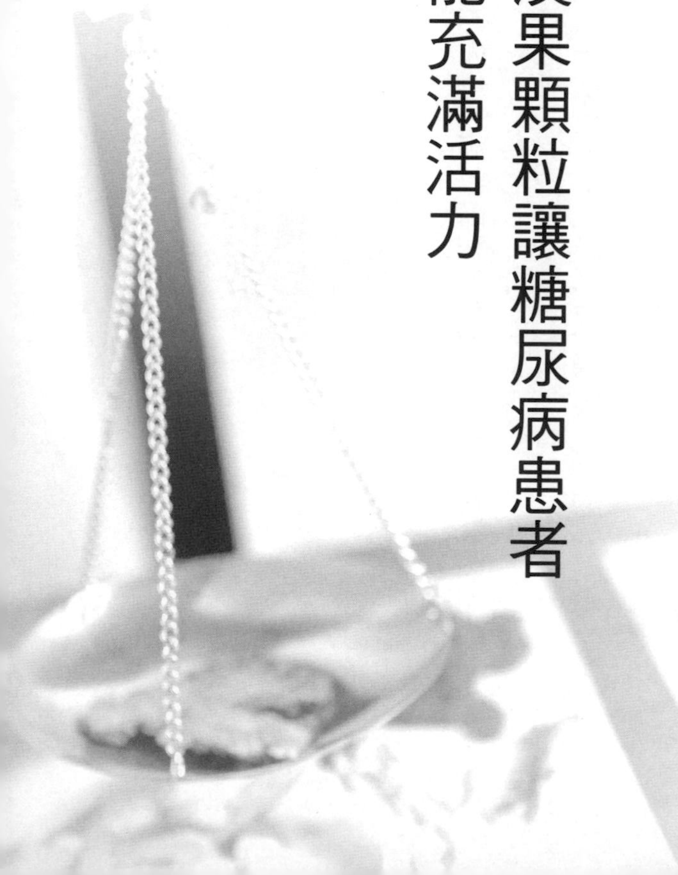

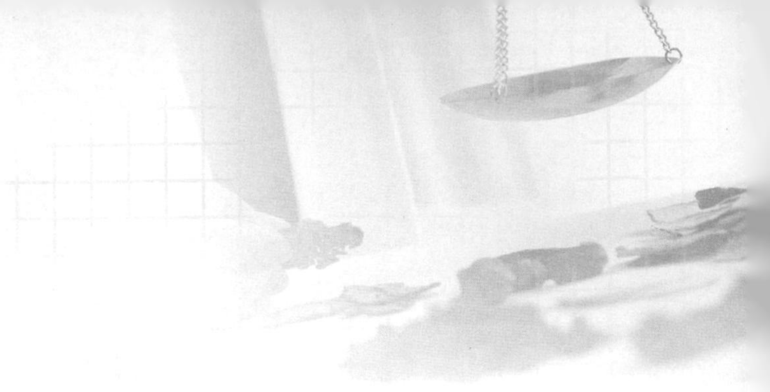

血糖值在一週後恢復正常

●糖尿病的影響常在不知不覺中擴大

現年四十五歲的李先生，兩年前在公司定期健診中被診斷出患有「假性糖尿病」，空腹時血糖值高達一百三十mg／dl。

血糖值達到一百三十雖然稱不上是完全的糖尿病，如果繼續不予理會，其中約三成的人會變成真正的糖尿病患者，這些人就是所謂的「糖尿病候選病患」，此時若能搭配適當的食療或運動療法，也是有完全根治的案例。

現在台灣估計約有一百萬人患有糖尿病，僅有三分之二的病患正在接受治療，而剩的下三分之一卻對糖尿病毫無警覺，每個人都認為自己的身體毫無問題，忽視的結果就是血糖值悄悄上升，直到出現視

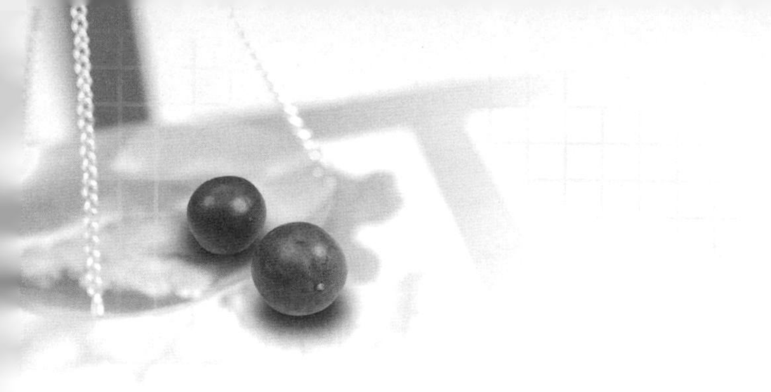

力模糊或是傷口癒合困難等初期併發症時才就診，被診斷出已是糖尿病中期時才恍然大悟，後悔不已，像這樣的病患可說為數不少。

這不能算是警告，但一不小心你也可能成為糖尿病患者。

即使像李生生一樣幸運，在病情仍是假性的階段就被發現，但最後還是成為真正糖尿病患者的例子也不在少數。先不談沒有發現的情況，即使接受診斷後立刻制定對策抵抗病情惡化，想治療糖尿病仍有許多問題存在。

當李生生被診斷為「糖尿病候選病患」時，醫生要求他控制每天的飲食，另外每週要適度運動二～三次。李生生相信在初期一定能完全痊癒，於是配合醫生指示，即使肚子再餓也會減少食量，不吃喜歡的甜食，並於每天早上提早三十分鐘起床散步。

但經過半年的努力，不僅累積不少壓力，血糖值降低也不如預期。這時他已停止散步，飲食也恢復原本的習慣，因此血糖值再次上升，一年後超過三百mg／dl，變成真正的糖尿病患者。

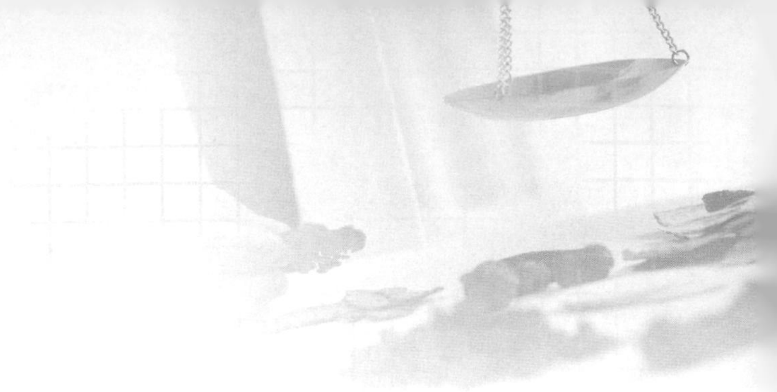

●限制飲食的壓力造成血糖值上升

糖尿病患者血糖值因累積壓力而急速上升的案例很多，有位女性患者長期以來都有注意作息，血糖值維持在理想的狀況，因為配偶過世的打擊，血糖值一下子上升三百mg／dl，此後不論再如何控制飲食都無法使血糖值降低，必須依賴注射胰島素來控制血糖值。

壓力與血糖值的相對關係雖尚未明朗，但可以確知壓力的確是糖尿病的大敵。

控制血糖值必須先控制飲食（限制熱量攝取），通常都會帶給患者很大壓力，尤其對那些戒不了甜食及酒精的人而言，更是場殘酷的考驗。

由於壓力會妨礙辛苦持續的食療效果，覺得過於辛苦的患者們便覺得：「反正吃不吃都一樣不會好，倒不如趁現在多吃一點」於是病情就更加惡化了。

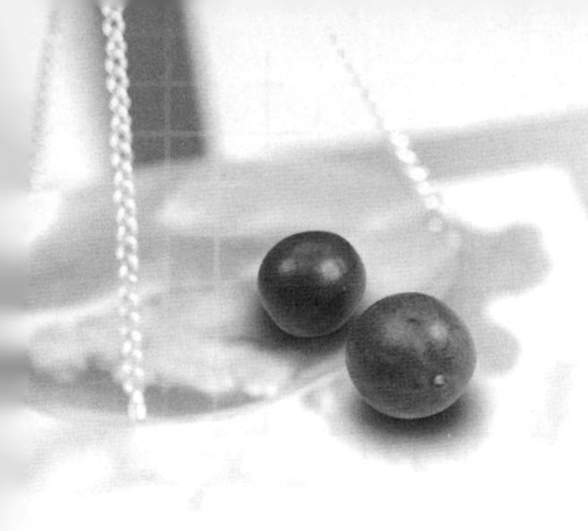

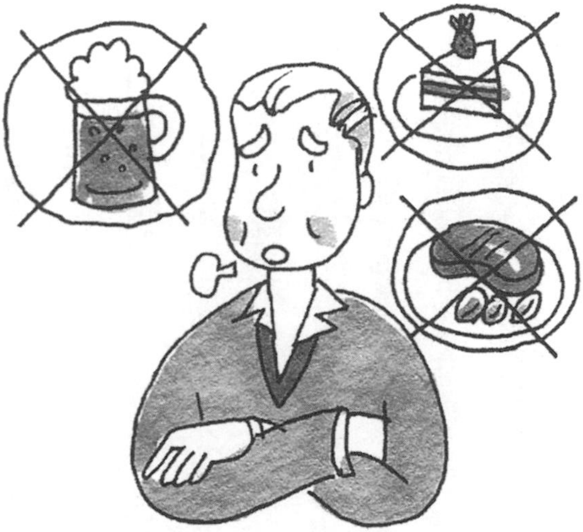

糖尿病養生法中，減少壓力及控制攝取的熱量是必要的方法。為了實踐以上兩點，近年來也開始對「絕對禁止酒精」或「絕對禁止甜食」等嚴格規定做出調整，改為只要讓攝取的熱量在合理範圍內，並兼顧營養均衡即可。

羅漢果會被身體吸收的熱量近於零，且甜度是砂糖的四百倍，完全符合以上條件，是糖尿病飲食控制中最佳幫手。

●天然的均衡營養最有療效

天然的羅漢果是所有中藥材中，最接近「萬能」的食品，含有礦物質及維生素等多種均衡營養。

對糖尿病患者來說，微量的礦物質及其他各種類的維生素，比起含熱量的蛋白質、脂質或碳水化合物等營養素更為重要。身體對這些物質的需要量雖然不多，卻是均衡營養所不可缺的成分，一旦缺乏身體機能便會受損，這也是造成糖尿病的主因。

現代人雖然常常食用天然的加工食品，但無法讓營養均衡，為何社會愈進步糖尿病患者愈多，可從這裡略知一二。

現在紅酒被公認為對健康有益，因為紅酒是使用含皮和籽的整顆葡萄所製成的天然食品，它保留加工食品所去除的天然苦澀味，在自然界中逐漸進化的人類，當然也需要這些天然的養分。

人為何需要這些養分？其中一個原因是為了對抗活性氧。

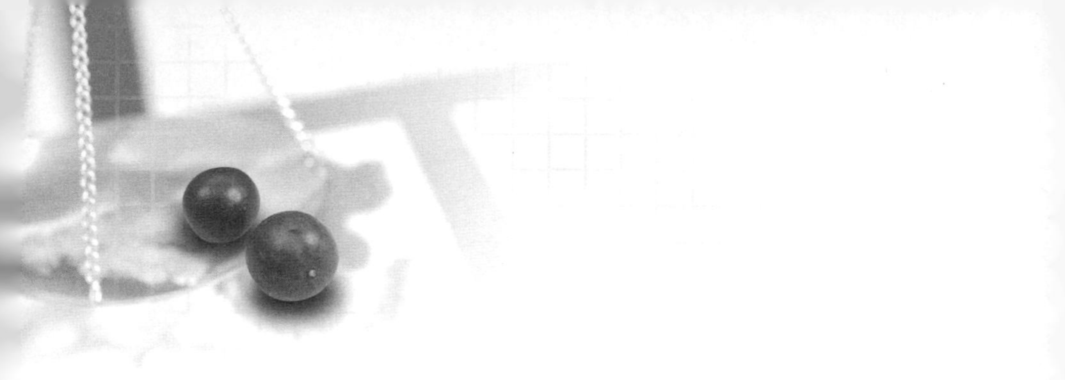

砂糖與羅漢果成分比較

（每 100g）

	熱量	水分	蛋白質	脂質	碳水化合物		灰分	礦物質				維生素				
					糖	纖維質		鈣	鈉	磷	鐵	A	D	B_1	B_2	C
	cal	g	g	g	g	g	g	mg	mg	mg	mg	IU	IU	mg	mg	mg
粗糖	382	0.7	0.7	－	98	－	0.5	58	2	8	2.3	0	－	0	0	0
白糖	387	0	0	0	100	0	0	1	0	1	0.1	0	－	0	0	0
中糖	387	0	0	0	100	0	0	2	0	－	－	0	－	0	0	0
細砂糖	387	0	0	0	100	0	0	1	0	1	0.1	0	－	0	0	0
方糖	387	0	0	0	100	0	0	1	0	1	0.1	0	－	0	0	0
冰糖	387	0	0	0	100	0	0	1	0	1	0.1	0	－	0	0	0
上等白糖	384	0.9	0	0	99.1	0	0	2	0	1	0.2	0	－	0	0	0
中等白糖	378	2.1	0.4	0	97.4	0	0.1	15	1	2	0.5	0	－	0	0	0
三温糖	377	2.1	0.9	－	96.8	－	0.2	40	1	4	1.8	0	－	0	0	0
黑糖	353	7.0	1.5	0	89.9	－	1.6	293	10	39	9.5	0	－	0.02	0.04	0
羅漢果	0〜17	47.7	13.5	3.1	51.7	28.7	2.8	154	5.6	123	9.5	0.15	維他命 E 8mg/100g			

※羅漢果顆粒比羅漢果果實含有更豐富的纖維質

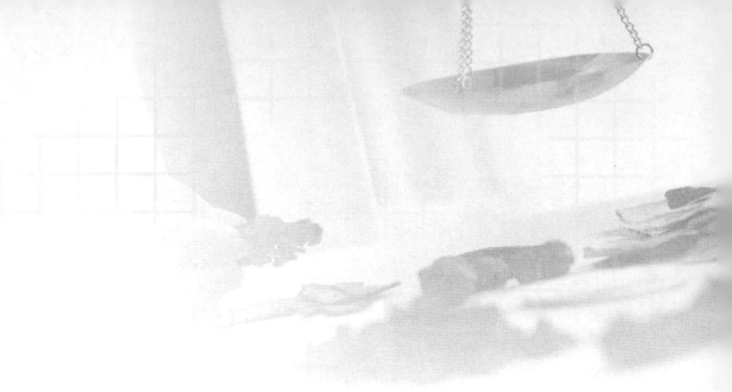

礦物質和維他命 E 含量比較

（每 100g）

	鐵	磷	鈣	維生素E
糙　　米	0.6	130	7	0.5
羅 漢 果	9.5	123	154	8.0
紅 蘿 蔔	0.2	25	24	0.5
菠　　菜	2.0	47	49	2.1
牡　　蠣	1.9	100	88	1.2
上等白糖	0	0	1	0

(mg)

植物以光合作用還原二氧化碳，並釋放出氧氣，由於氧氣會將植物所需的脂質氧化，因此無論哪種植物本身都具有抗氧化物來對抗氧化。每次進到森林中就會聞到一股清新的香味，就是樹木在這種作用下所散發出來的味道。

紅酒中的多酚及維生素C、E，以及黃綠色蔬菜中的β胡蘿蔔素等，都有抗氧化作用。

關於羅漢果顆粒中，含有大量的抗氧化物內容，會在第二章詳述。

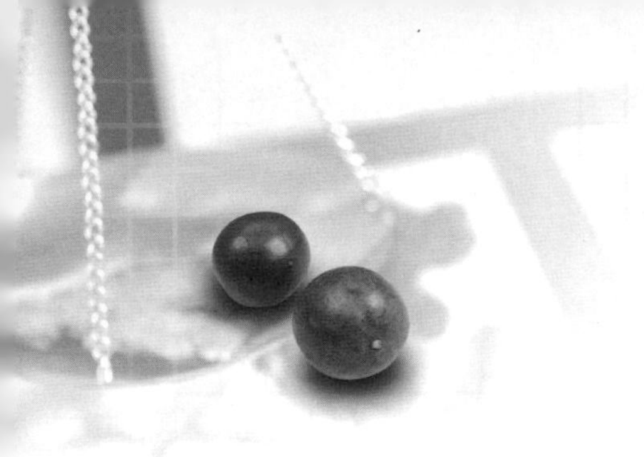

而抗氧化物被認為能改善及幫助糖尿病及過敏性症狀。

因為羅漢果是天然食品，含有多種天然的營養素和均衡的礦物質，而非人工合成的營養成分，可以補充現代人較常缺乏的各種營養素，對於糖尿病等現代疾病也能發揮相當大的效果。

羅漢果顆粒能使糖尿病患者，在不會蓄積壓力的情況下做好熱量管理。

雖然羅漢果顆粒並非成藥，效果也因個人體質而異，可是使用的療效讓醫生都備感訝異的案例卻不在少數，李先生便是其中一例。

●血糖值一口氣下降一百六十(mg／dl)

李先生開始使用羅漢果顆粒是在一個偶然的機會下，李太太的大學同學原本是羅漢果顆粒的忠實愛用者，因身受其惠便進一步從事販售羅漢果顆粒的工作。

李太太在孩子長大後才開始有時間出席闊別十年的同學會，從朋

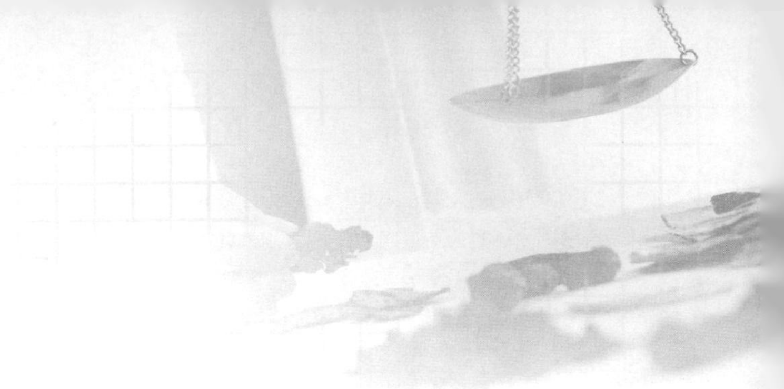

友那裡得知羅漢果顆粒的訊息。

因為李先生患有糖尿病，所以長久以來李太太總是為了替先生準備菜單而傷透腦筋。偶爾聽到健康食品的廣告也會有想要嘗試的念頭，但無論哪種健康食品價格都高的嚇人，若要長期使用負擔很大，而且又不能保證有效，種種因素讓李太太實在買不下手。

而羅漢果顆粒讓李太太覺得可以嘗試的第一個原因就是價格便宜。「花在健康食品上一個月大約一千元，最多也不會超過三千元，而且平常因為喝咖啡不能加糖而十分鬱卒的老公，如果知道可以隨自己喜歡嘗到甜味，應該也不會反對吧……」

李太太一面想著一面專心聽著朋友的解說，抱著不妨一試的想法先買了一袋。

原本就很愛喝酒及甜食的李先生，在忍耐了一年後似乎對甜食更加鍾愛。當他第一次喝到將羅漢果顆粒溶入開水裡的「羅漢果茶」時，彷彿身心都得到解放，他感動的說：「這裡頭竟然不含熱量，真

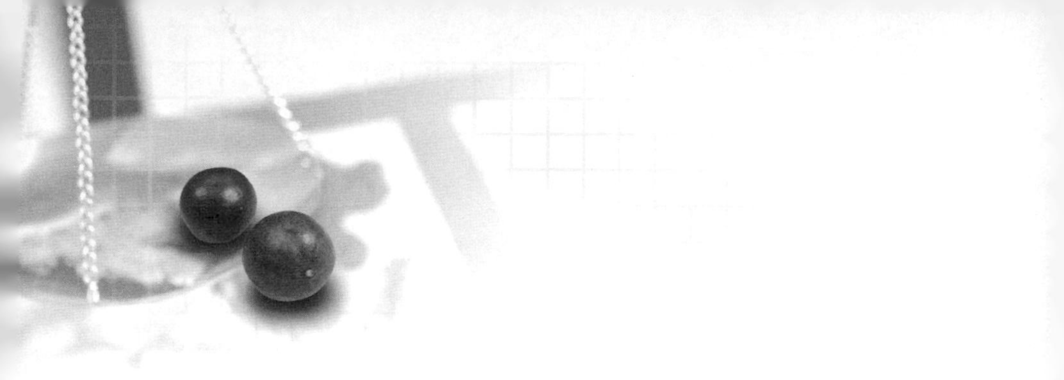

是太棒了，從此以後我再也不用忍耐不能吃甜的了。」此後他將羅漢果顆粒放在公司，早中晚都能享受一杯熱騰騰的羅漢果茶。對李先生而言，使用羅漢果顆粒並不是因為能夠治療糖尿病，而是可以「盡情享受甜味」這樣的解放感。但就在此時，李先生的血糖值卻意外的開始下降了。

開始飲用羅漢果茶是九月八號，隔天到醫院檢查血糖值是三百六十六mg／dl，經過一個多月後，十月十七號檢查時下降到一百九十九mg／dl，到了十一月七號再檢查時仍維持在一百九十六mg/dl。

以前不管怎樣控制飲食都無法降低的血糖值，卻突然下降約一百六十mg／dl，連醫師都感到驚訝。

李先生並未告訴醫師自己在使用羅漢果顆粒這件事，但心裡卻認為「這一定是羅漢果顆粒幫的忙」，所以到今天仍持續使用中。

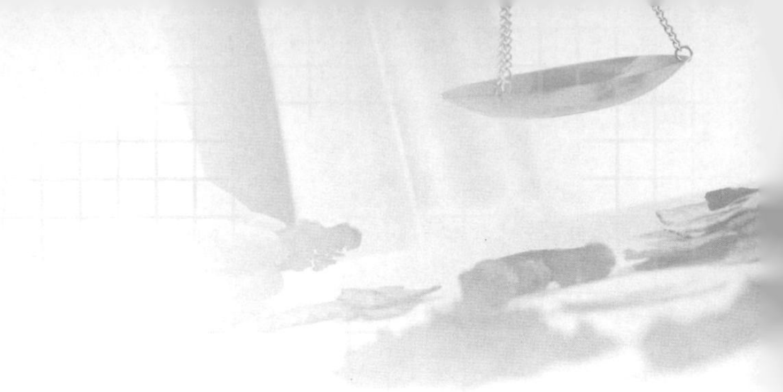

罹患糖尿病才知道飲食的重要性

●事業顛峰的女婿突然罹患糖尿病

現年六十七歲的田女士，現在和女兒及女婿一起生活。

女婿趙先生正處於四十歲事業顛峰期，目前擔任業務經理，每天在商場上來回奔波，因為趙先生優異的工作能力，進入公司不久就成為上司的得力助手。

但是在一年半前公司的定期健診中，趙先生卻被診斷出糖尿病，血糖值也高達三百mg／dl。

趙先生由於工作的關係經常外食，加上食量又大，無論菸酒、甜食或是刺激性食物通通來者不拒，因此在接近四十歲時便明顯變胖。

即使如此，他本人仍對自己的健康充滿自信，靠著在學生時代鍛

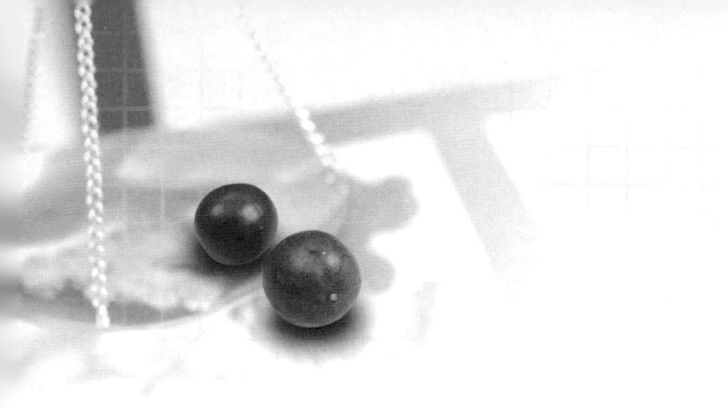

鍊出來的強健體格，平常也沒有不舒服的現象，因此當田女士得知女婿得到糖尿病時，一時之間還真是難以置信。

田女士說：「我想最驚訝一定是本人吧，當他聽到自己被宣布罹患糖尿病時，整個人簡直都嚇呆了。以後不論菸酒或甜食一律被禁止，之前只要有肉就可以吃下好幾碗飯的胃口也不得不忍下來，不知道要治療多久，又擔心不控制飲食會引起更嚴重的併發症，整顆心都盪到了谷底。」

趙先生是個平日勤奮工作，休息時大吃大喝的人，突然間像被剝奪人生的樂趣，不難理解他為何會如此沮喪。

醫生安慰著失意的趙先生，說：「如果一直沒有發現病情，你的身體會比現在更糟，可能下半輩子都得跑醫院也說不定，能在還沒出現併發症時就發現，你應該覺得自己很幸運了。」

趙先生聽後深有同感，從此便開始專心接受治療。

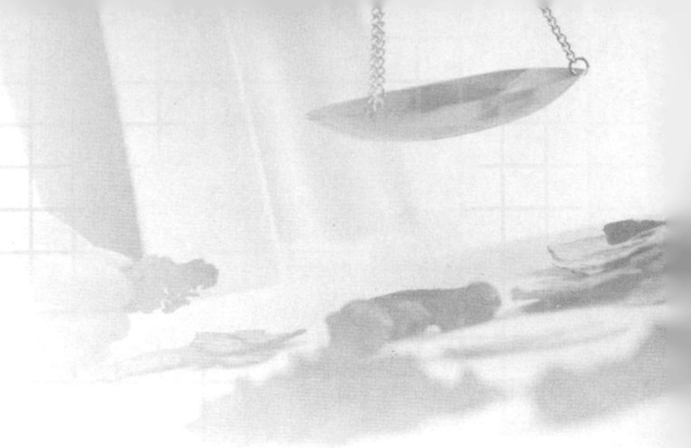

●控制飲食卻無法降低血糖值

雖然醫生說的沒錯，但失去生活樂趣的痛苦，應該只有本人才知道。

由於我本身在療養院工作，所以會接觸很多過敏性疾病患者，或是一些連現代醫學都無法治癒的病患，在他們身上看到的盡是無法擁有自己人生的絕望、嘆息及痛苦。

這些人不光只是大人，有些患有過敏性疾病的孩子，連牛奶和蛋都不能吃。他們每天都覺得很失落，即使嘴巴不說或是強顏歡笑，仍看得出他們心裡的壓力。

我並不否定飲食控制的療法，但它帶來的負面效果卻會使病情更難痊癒。這也是常被現代醫學所忽略，對患者的一種無形壓力。

趙先生的糖尿病療養過程，似乎也比想像中更難熬。

起先他確實遵守醫生的規定，菸酒不碰，甜食不沾，雖然常感嘆

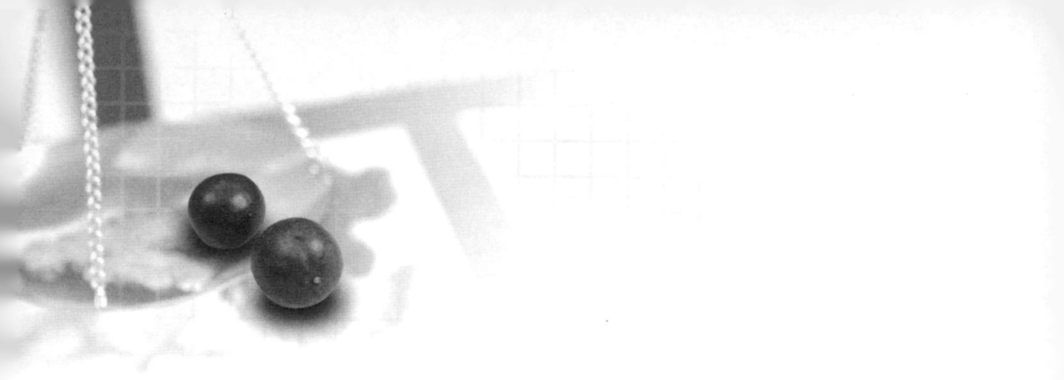

連吃飯都不能超過五分飽，卻還是努力的撐過三個月。

但結果就和先前李先生的案例一樣，不論經過多久的飲食控制血糖值就是降不下來，煩躁的心情讓他常對孩子和太太發脾氣，可見心裡累積了很多壓力。

平時在家裡因為有太太的照顧還能維持飲食控制，但是只要去上班，外食機會一多，趙先生就無法確實做好飲食控制。趙太太常一邊讀著熱量管理的書一邊無力的感嘆著：「只有在家裡才作飲食控制是不夠的，這樣下去只是白費功夫！」

除了要求先生做好飲食控制外，她也到處打聽各種不同種類的中藥來讓先生嘗試，但效果都不明顯。

●夫婦間的爭執從此消失

就在這個時候田女士從朋友那聽到羅漢果顆粒的療效，朋友的女兒自從開始使用羅漢果顆粒後，過敏性皮膚炎就改善不少，就連先生的糖尿病也有明顯好轉。

羅漢果顆粒因為不含熱量，即使有糖尿病也不需顧忌；此外它的味道十分香甜好吃，就算不能拿來治病，光是能吃到甜的東西，女婿應該也會很高興吧。田女士一邊想著，一邊把羅漢果顆粒的事告訴女兒。

而趙太太也不忍看到原先溫柔的丈夫變得如此煩燥易怒，便對羅漢果顆粒產生很大的興趣，迫不及待跑去買了一袋。

「只用熱水沖泡就已經很好喝了，因為我自己血壓也偏高，於是每天都和女婿一起飲用。」田女士對羅漢果顆粒作了這樣的描述。

「因為害怕吃甜食會變胖所以不敢常吃，但是羅漢果顆粒不含熱量，所以不論飯後或午茶時間都會來一杯，可以隨自己喜歡的口味來調整份量。」

「女婿似乎也因為能喝到甜甜的羅漢果茶，而解除不少禁吃甜食的壓力。」

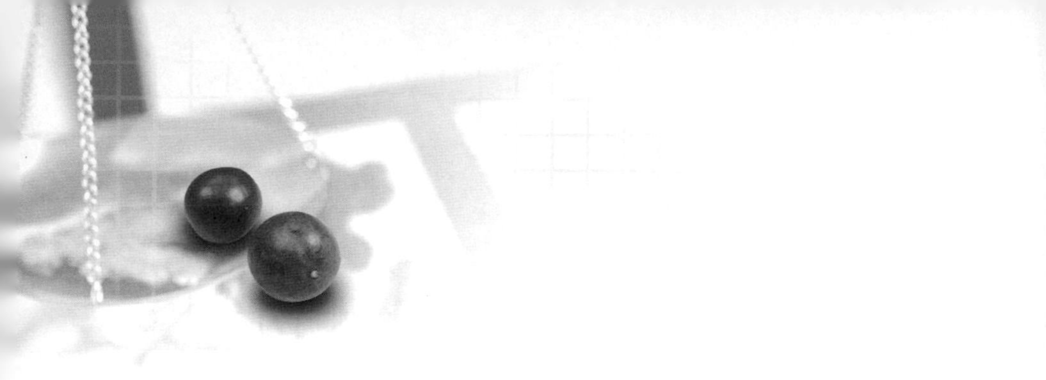

「自從女兒告訴女婿說『羅漢果茶不論喝多少都行，而且喝的愈多對糖尿病愈有幫助』後，女婿就不再抱怨少了甜食的生活，家裡的爭吵聲也消失了，每天都看到女婿津津有味的享用羅漢果茶。」

「後來不光是在家裡喝，還裝進熱水瓶帶到公司去，利用休息時間喝上一杯。」

「此外，我和女兒下廚作菜時也會用羅漢果顆粒調味，像是煮馬鈴薯或南瓜時，只要加了羅漢果顆粒就不容易煮爛，煮吻仔魚時也加一點，就能煮出形狀漂亮又美味的吻仔魚。」

「沒有砂糖的甜膩感，天然風味也絲毫不減，這樣的料理讓大家都吃得很開心。自從開始使用羅漢果顆粒後，就沒用過砂糖，依然能夠享受甜味，孫子們的身體也變得更健康。」

●用羅漢果顆粒成功降低血糖值

趙先生的血糖值之前不論如何限制飲食也無法降低，卻在使用羅

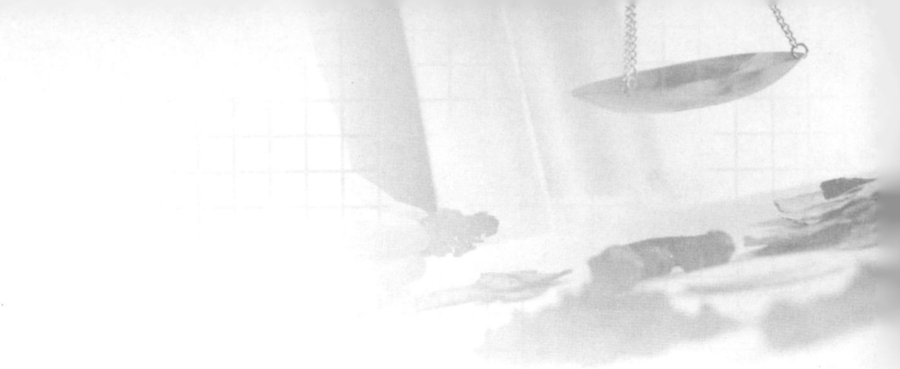

漢果顆粒約一週後開始下降。

趙太太說：「因為有羅漢果茶代替甜食，所以對於酒和進食量的限制，似乎也變得可以忍受。即使外食時也帶著羅漢果茶，再配上一些像蕎麥麵等低熱量的食物，如此一來就能確實做到飲食控制。」

就這樣不但排解壓力，又因為能嘗到甜味而多少填補了飢餓感，再加上羅漢果顆粒內含多種礦物質，對身體相當有益。

趙先生在開始使用羅漢果顆粒一年後，血糖值已能穩定控制在一百五十mg／dl左右。加上簡單的飲食控制，及固定到醫院檢查血糖值的習慣，血糖值已不會繼續上升到影響日常作息的程度，因此現在已不需要再服藥了。

「女婿相信又甜又好吃的羅漢果顆粒一定能完全治好糖尿病，所以我想他今後也會繼續使用。不管怎麼說，多虧羅漢果顆粒，使他能從飲食控制的痛苦中解放，更能積極注意自己的飲食調配及運動。女婿曾經認為自己永遠擺脫不了的糖尿病，卻因為得到這麼棒的食物而

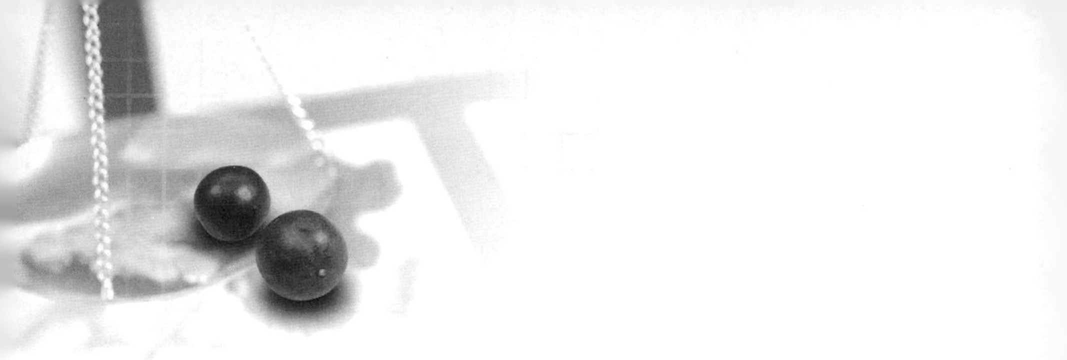

改變人生，女兒和女婿都打從心裡感謝。」田女士感恩的說。

享受甜味，用愉快的心情治療糖尿病

●何謂健康？

「健康」一詞，現在可是相當流行，但到底何謂「真」健康？我們認為健康的定義應有以下兩點：

第一點是「幸福的長壽」，能夠長壽並擁有幸福，是世界上所有人共同的願望。

人類運用自己的智慧來改善生活，並且知道該如何讓自己更長壽，不停的探求長壽之道或許就是現在的健康趨勢。

而健康另一個定義，就是在活著的每一刻，都能拿出百分之百的能量，追求幸福的生活。

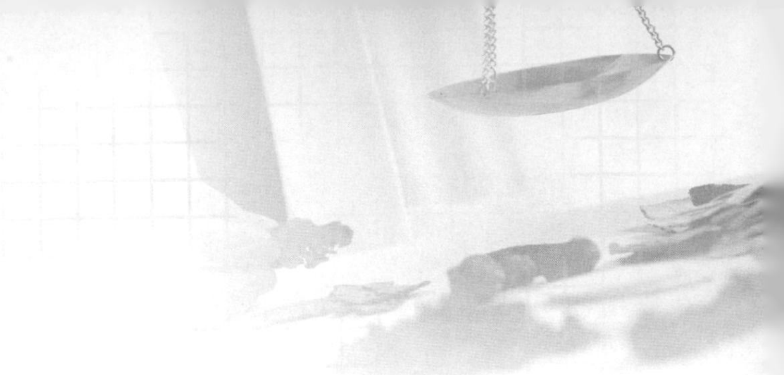

即使因為生病而使健康受損，人們還是期望能在活著的每一刻，釋放出自己最大的能量。

像是職業運動選手出場比賽或是接受專門的訓練，從延長壽命或是避免疾病等健康的角度來看，是沒有意義的。

但是我們也從未聽說過「既然無益健康，那乾脆把奧運取消」這樣的論調。那是因為這些頂尖選手們，像是在燃燒生命，不停挑戰自己體能的極限。在這種情況下「燃燒生命，認真生活」，才能稱的上是真健康。

生命需要珍惜，但同時也應該將有限的生命作最有效的利用，我認為，這是比定義「健康」更難的問題。

●自然生活的重要性

現代人生活逐漸遠離自然，對於健康的定義也總離不開如何才能長壽的議題。在醫學上，也是將重心放在延長壽命上來治療病患。

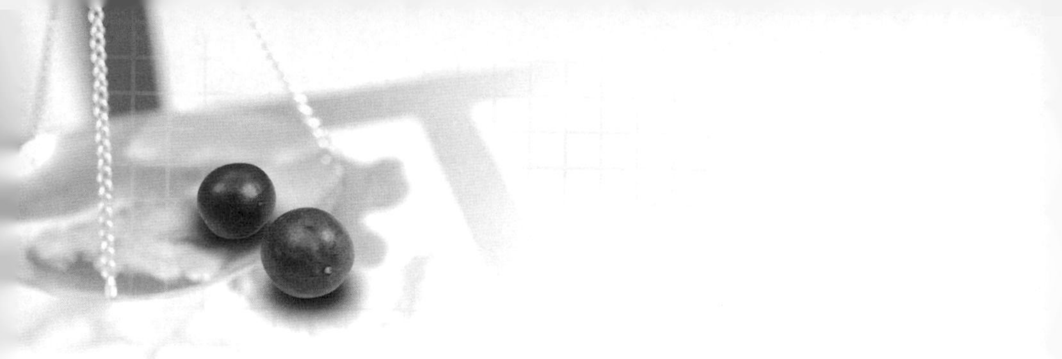

但是仔細想想就能發現，其實我們身體所期望的是依循著自然而生活，疾病便不會找上門來。許多人在充實而忙碌的生活下看似難得生病，但常常只要一休假身體機能就跟著停擺。

日常生活中有很多讓我們生病的因子存在，雖然身體免疫力會保護我們，但其實免疫力受到多方面的影響，除了營養及睡眠外，精神面的充實與否也會影響免疫力，快樂、高興或是感受到幸福，甚至是想要保護某人的感情等，都會使免疫力提升，可是我們卻常常忽略如此重要的觀念。

我們常聽到某人的癌症奇蹟似的痊癒，其實那並非奇蹟，而是患者本身的自然治癒力提高到足夠使癌症痊癒的情況，但若始終抱持著負面的思考，奇蹟是不可能發生的。

隨著健康知識增加，如何才能長壽的資訊也愈來愈多，這之中也能看出醫學的進步。

但是沒有人可以擁有完全的健康，因此我們常會聽到「半健康」

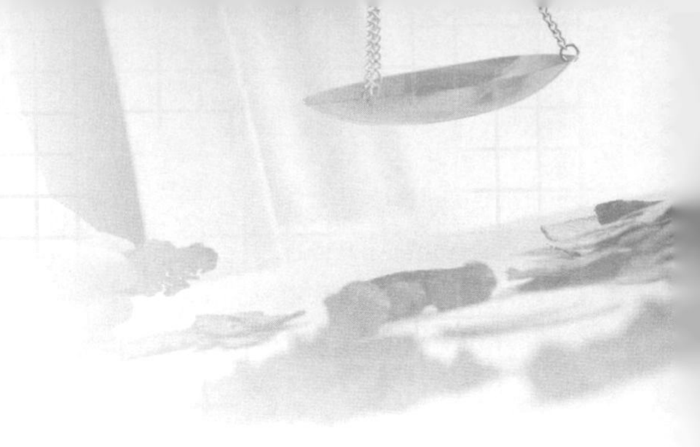

這個名詞，這又是什麼意思呢？

事實上想要長壽，自然的生活是非常重要的。

●要記得過人的生活

許多人聽到糖尿病會不寒而慄，因為糖尿病患者必須長期接受飲食控制，使得生活的樂趣減半，壽命也可能因此縮短。

對糖尿病患者而言，控制血糖值是絕對重要且不容忽視的。

如果長時間放置不理，有可能會出現失明，必須截肢或洗腎，甚至心肌梗塞等併發症。

當出現這些併發症的徵兆時，可說為時已晚，從此要落入悲慘的生活也只是時間上的問題而已。

在那之前輔以飲食控制或運動療法及藥劑來控制血糖值，是絕對必要的。

即使如此，我們仍不能否認自然生活的重要性。

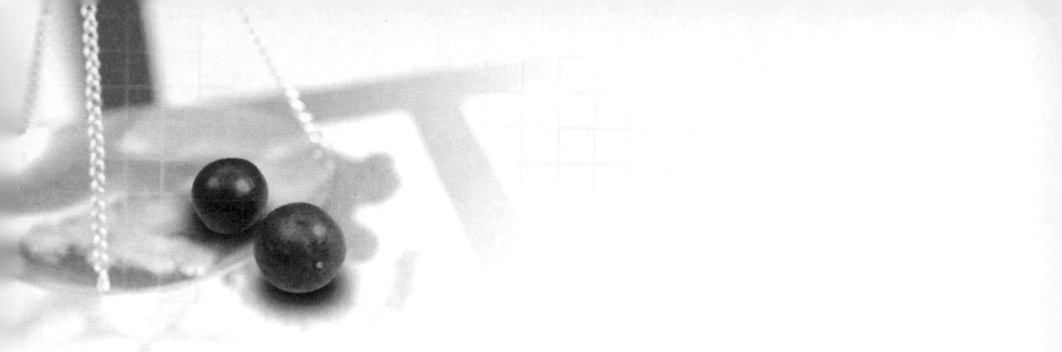

若施行飲食控制，等於無視患者的需要而列出制式菜單，其他食物一律禁止，如此一來反而會產生反效果。

如前述的李先生及趙先生在毫無心理準備的情況下，被宣告得了糖尿病，即使剛開始抱持著「努力就能治好」的心情接受治療，但等到身體出現反抗時，最後還是會因為無法繼續治療下去而受到挫折。

人體並非機械，當然也不是偶爾加點能源或潤滑油就能保持健康。

從小伴隨著我們一起成長的，就是每天的飲食，我們是打從心裡感受到食物的美味來享用食物，而不是照著營養學觀點來攝取食物。即使來自不同的種族與家庭，即使有著不同的嗜好及規矩，但每個人仍對飲食樂此不疲。

若強行限制一個人的飲食方式與內容，即使沒病的人也可能生病。我們希望目前治療糖尿病的飲食控制法及運動療法，能多考慮到患者的心情，並施行更適合患者的方法，而不是光要求患者勉強忍

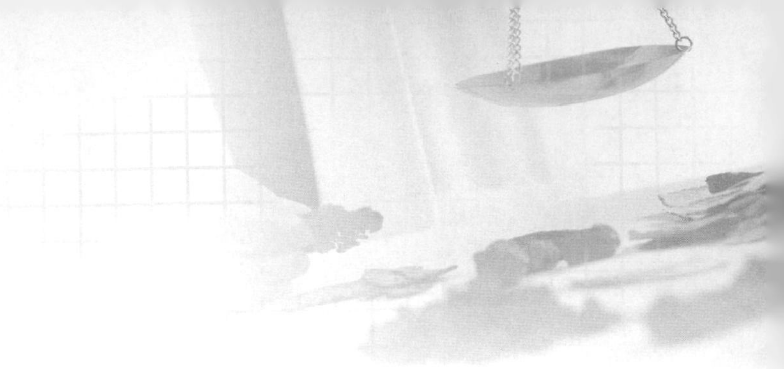

耐，這樣是會讓治療效果大打折扣的。

要談糖尿病患者的治療，首先得從享受飲食談起。

忙於工作卻無法忘記興趣，就再一次去接觸興趣；喜歡甜味卻無法食用砂糖，那就用羅漢果顆粒代替，在享受的同時也能治療糖尿病。

血糖值大幅改善的實例

●逐漸習慣飲食控制

現年五十八歲的張女士，在三年前得了糖尿病，雖然現在仍從事送報的工作，但在每年的定期檢查，卻發現血糖值一直有明顯偏高的情況。

原本就很喜歡甜食的張女士，對於零食、甜饅頭或是麻糬都來者

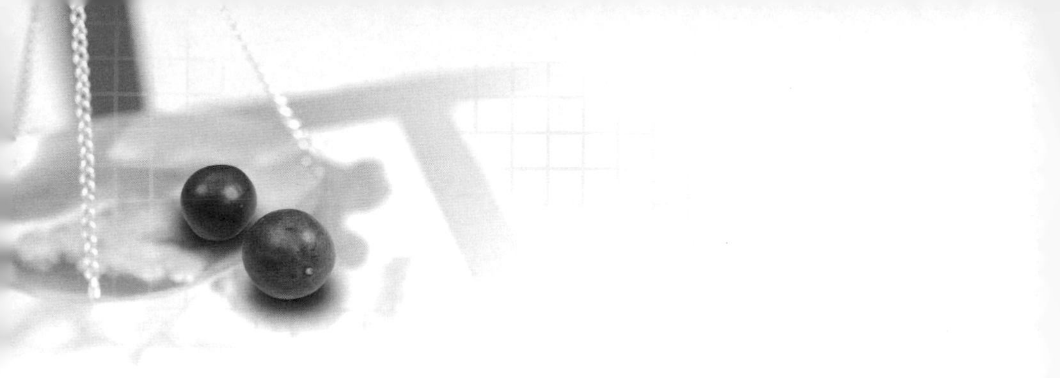

不拒。此外食量也很大，早晚餐都能吃下好幾碗飯。雖然看起來有點胖，但腿力和腰力都有不輸年輕人的自信，所以被診斷出有糖尿病時著實嚇了一跳。

即使醫師說「必須開始限制飲食，甜食一律禁止」，但想吃的心情實在很難壓抑。餐桌上的配菜雖然少了點，甜食及米飯的食用量卻跟以前差不多。

儘管醫生一再叮嚀，還是無法確實做到飲食控制。畢竟身體沒有什麼地方不舒服，如此要勉強自己做到嚴格的飲食控制真的是太難了。

但是過了三個月後張女士突然瘦了下來，原本豐腴的手臂變得又瘦又細，連自己都嚇了一跳。

此後張女士就開始注意身體，每餐只吃一碗飯，每天吃甜食不超過一次，早上固定步行三十分鐘，但血糖值還是無法穩定，所以目前仍持續治療著。

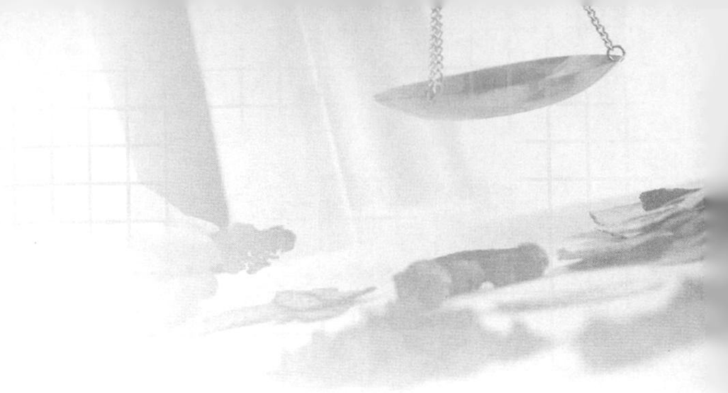

大約四個月前，經由兒子的推薦開始使用羅漢果顆粒，兒子從事食物裝卸工作，在一次偶然的機會下得知現在料理業界中評價甚高的羅漢果顆粒。

張女士的兒子告訴她說：「雖然羅漢果顆粒很甜但不含熱量，所以喝多少都沒問題，而且聽說這對糖尿病也有幫助。」

就在兒子的慫恿下，張女士便開始使用羅漢果顆粒。每次約用四茶匙的量，以熱水沖泡後飲用，那久未嘗到的甜味似乎盈滿整個身體。

張女士說：「喜歡甜食的人，總是常想著甜味而忍不住在正餐之間吃些甜食，自從有了又甜又美味的羅漢果顆粒後，只要來上一杯就不會想再吃其他的甜食，而且羅漢果顆粒不含熱量，所以我只要一想吃甜食時，就會先來杯羅漢果茶。」

在使用羅漢果顆粒以前，張女士常感覺喉嚨乾渴，其實這也是糖尿病常見症狀，其他像手腳容易冰冷等毛病，自從開始使用羅漢果顆

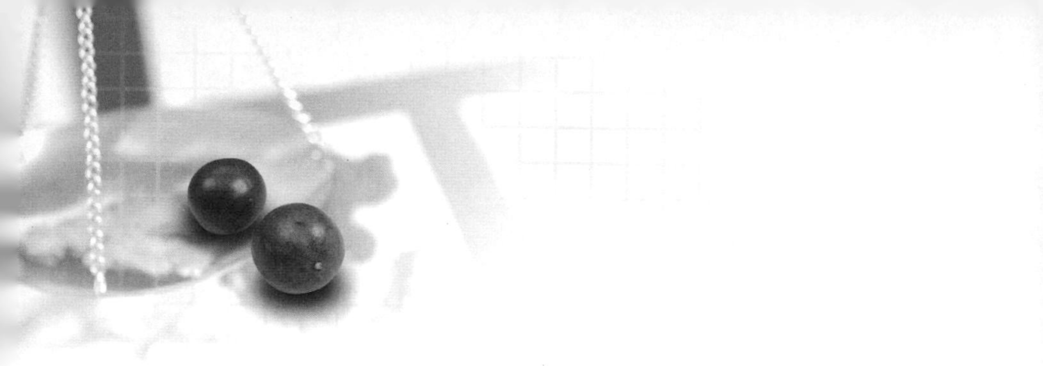

粒後都獲得改善。

當然最擔心的血糖值也順利下降，原本每週得去一次的醫院，也因為病況好轉只要一個月去一次就行了。

「因為身體狀況不錯，最近用餐時偶爾也會再來一碗飯，但是血糖值卻沒有再上升過，多虧了羅漢果顆粒。」張女士現在仍充滿精神的工作著。

羅漢果顆粒治癒疾病的實證

許多人在使用羅漢果顆粒一週到數週後，血糖值都有明顯的下降，即使沒有明顯下降的人，也因為減輕飲食控制的壓力而感到高興。

在這裡我們要介紹幾個因使用羅漢果顆粒而讓病情顯著改善的實證。

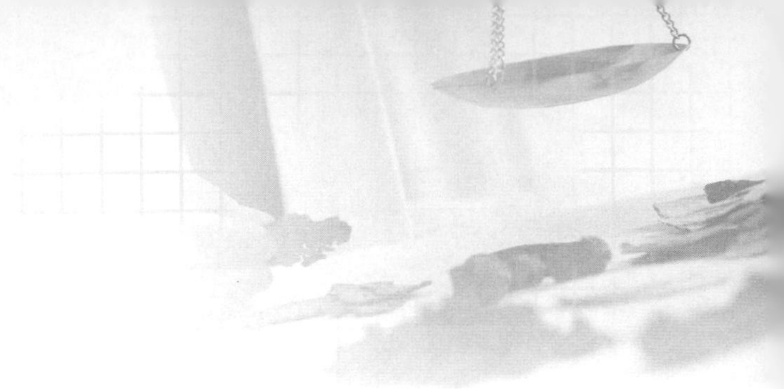

◎與羅漢果顆粒的美麗邂逅

章女士（六十一歲）

去年九月中旬，在一個偶然的情況下，經營不動產業的先生被發現患有糖尿病。當時正好是產業工會舉辦溫泉旅行前夕，雖然我先生很期待這次旅行，但在出發前一週卻突然說腳痛，原本只是腳趾甲上的小傷口，但是一直沒有好轉，還不斷惡化，於是我們便到醫院就診，想帶點能防止化膿的藥以備不時之需。沒想到醫生看過之後，告訴我們說：「這有可能是糖尿病引起的，必須抽血檢查看看。」

檢查結果出來，血糖值竟然高達六百mg／dl。

醫生嚴肅的說著：「章先生，你必須立刻住院才行，血糖值達到六百mg／dl已經是身體所能負荷的極限了，你可能也要有截掉腳趾的心理準備。」

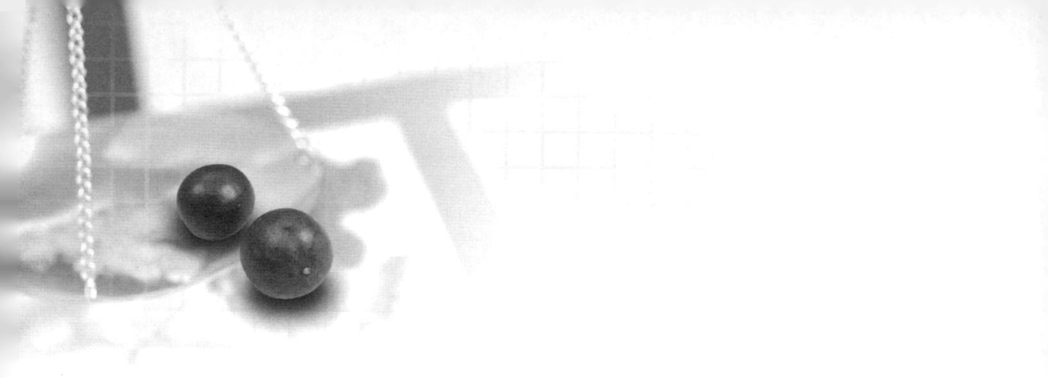

但我先生似乎聽不進去，仍然一味堅持即使得了糖尿病也要在家休養。在無法說服他的情況下，只好先領藥回家休息。

對我們而言，這件事可說是晴天霹靂。我先生雖然愛喝酒，但過去從未得過類似的疾病，身體上也沒有任何的不舒服，更沒有任何糖尿病徵兆或症狀，也難怪先生一聽到自己得了糖尿病後，還是一副無所謂的表情，但最後我們還是取消這次旅行。

女兒回來後聽到這件事，便說：「趕快開始使用羅漢果顆粒，如果從以前就開始使用，現在就不會生病了。」

女兒之前因為使用羅漢果顆粒治好畏寒、頭痛、肩膀酸痛等毛病，並成為羅漢果顆粒的忠實愛用者，當時她雖然也向家人大力推薦，但我們卻不以為意。

這次我們決定要試試看。

我先生使用的是小袋裝（約五百克）大約一週就能喝完的份量，一天大約能喝十杯，我擔心自己會不會也莫名其妙就得了糖尿病，也

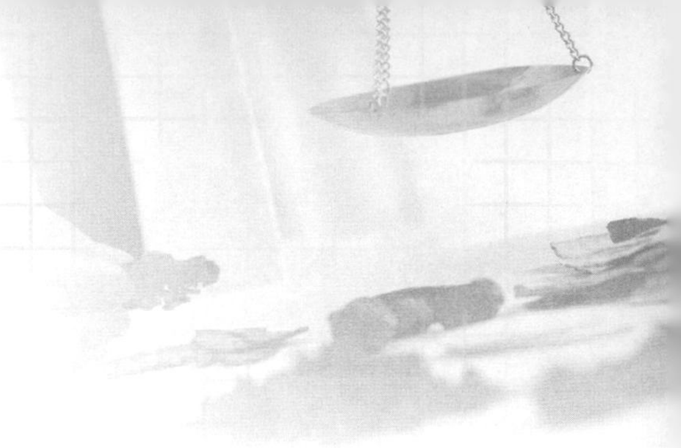

開始每天早晚都喝一杯羅漢果茶。

使用羅漢果顆粒約兩週後，血糖值就降到三百mg／dl左右，再過一個月後，血糖值已降到一百六十mg／dl，最近即使不吃藥血糖值也能保持穩定。

當初先生的血糖值一度高到必須依靠藥物才能控制，但現在已經完全不用吃藥了。

將二～三茶匙羅漢果顆粒放入馬克杯裡，再用熱水沖泡後即可飲用，味道既香又甜，現在我先生每天仍然會喝個三到四杯。

最近連三十二歲的兒子都來湊一腳，一家四口都開始喝起羅漢果茶。剛開始對妹妹的推薦理都不理的兒子，才試喝一次就上癮，直說：「羅漢果茶有種天然的甘甜味，真的很好喝。」

此外，羅漢果顆粒還可以代替砂糖用在料理上，使料理更加美味，現在已成了家裡不可或缺的必須品。

每袋八百元（約五百克）的羅漢果顆粒就能夠讓全家人身體健

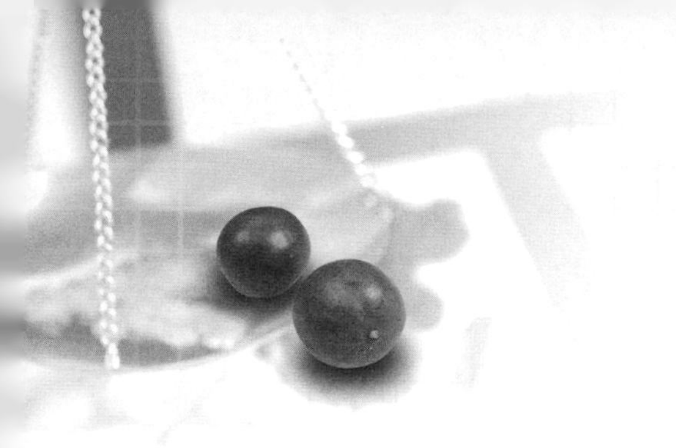

康，我想再也沒有比這更便宜的健康食品，而且它的味道又好，也不需要考慮熱量，能夠隨自己喜好嘗到甜味，實在是件幸福的事。

◎從痛苦的飲食控制中解放

賴先生（四十七歲）

我在販賣土木工程機械的公司上班，雖然在北部工作，但其實我是一個人從南部到這裡來的。不習慣外地生活加上擔任組長的壓力，經常外食又應酬不斷，每天都過得十分緊張，最近常因昏眩及四肢無力的毛病而傷腦筋。

日前在公司的定期健檢中被測出血糖值超過三百八十mg／dl，於是當下就住進醫院，醫生規定每天不能攝取超過九百大卡的熱量，我咬緊牙根撐過這嚴格的飲食控制，終於在出院時讓血糖值降到一百九十mg／dl左右。

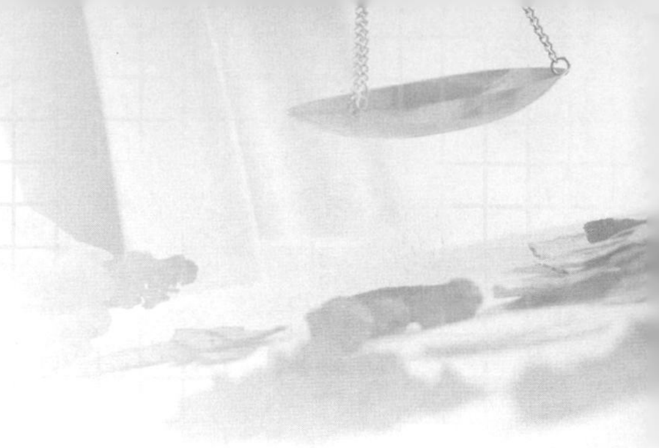

可是要持續每天九百大卡，還得兼顧各種營養的均衡，這樣的飲食控制對每天忙碌工作的我，實在很不容易做到。

而且只有九百大卡的熱量實在無法支持我一天的活動，於是我努力忍耐，試著將每天攝取的熱量控制在一千八百大卡以內，結果血糖值又開始上升，醫師也警告我說：「如果不徹底做好飲食控制，可能會引起併發症。」

其實我自己也很清楚，但是要一個獨自在外居住的男人，同時兼顧身體和工作已經很不容易，更別說還要確實做到熱量管理。

出院後經過四個月，身體已嚴重到必須辭職住院的程度了，即使和醫師談過，得到的答案都是「做好熱量管理」一句話，於是，我開始考慮是不是要放棄從事二十年的工作好好養病。

就在此時，同事告訴我有關羅漢果顆粒的效果，我就像是找到一盞明燈，迫不及待跑去買來使用。

以美食家自詡的我，因為糖尿病而被剝奪「吃」的喜悅，每天吃

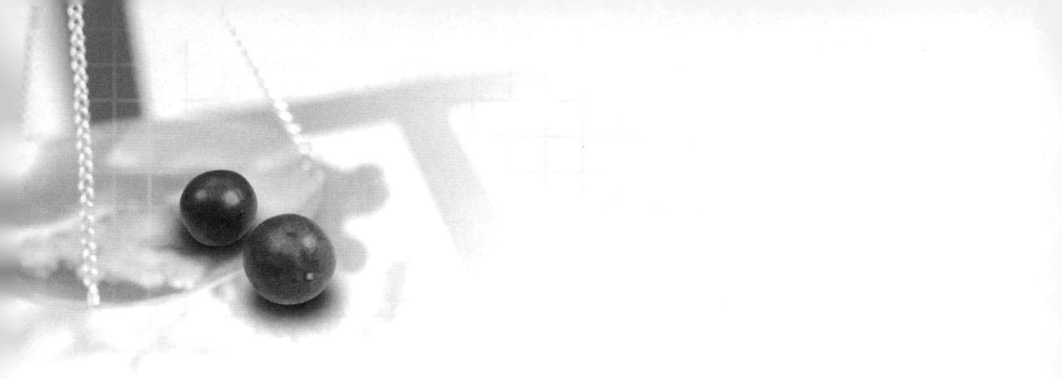

著無味的食物而感到十分沮喪，卻因為嘗到羅漢果顆粒天然的甘甜味而重新振作起來。我每週都喝五百克左右，看到說明書上寫著羅漢果顆粒不但可以降低血糖值，還能改善體質，真的讓我吃了一驚。

使用羅漢果顆粒約三個月後，現在我即使每天攝取四千大卡的熱量，血糖值仍保持在一百二十mg／dl上下，也能盡情享用啤酒和鰻魚飯，身體狀況也愈來愈好。

吃飯對上班族而言不僅是活力的來源，有時在社交應酬的場合中，也常有各式飯局，都和吃脫離不了關係。當我們暢快的大啖美食後，常會發現平日的壓力就在不知不覺中消失了，在我親自感受過限制飲食的痛苦後，就更能體會這種感覺。我也向其他病友大力推薦羅漢果顆粒，因為有了羅漢果顆粒我才能重生。

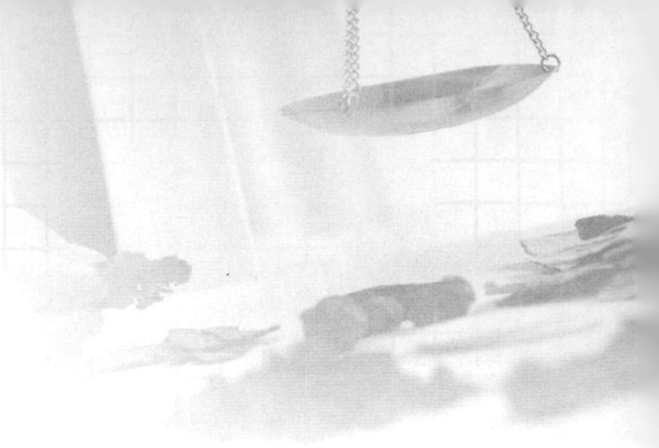

◎羅漢果顆粒讓家人更有精神

洪女士（五十七歲）

今年五十八歲的老公雖然身體相當健康，卻常擔心自己這把年紀但一點毛病都沒有，實在有點奇怪，於是便去作了生平第一次的健康檢查，沒想到檢查結果一出，卻發現得了糖尿病，血糖值也高達二百七十mg／dl，只好開始吃藥並進行飲食控制。因為家裡在經營餐廳，所以老公長久以來都在從事搬運重物的勞動工作，因此特別愛吃甜食，吃飯的口味也很重，突然一下子要他作嚴格的飲食控制，偏偏身體又沒有哪裡不舒服，在忍耐多日之後老公開始變得焦躁，血壓也上升不少，家裡其他人都被颱風尾掃到，結果弄得全家都不愉快。

就在這時，有位客人告訴我們羅漢果顆粒這種東西，我們便立刻買來試試看。

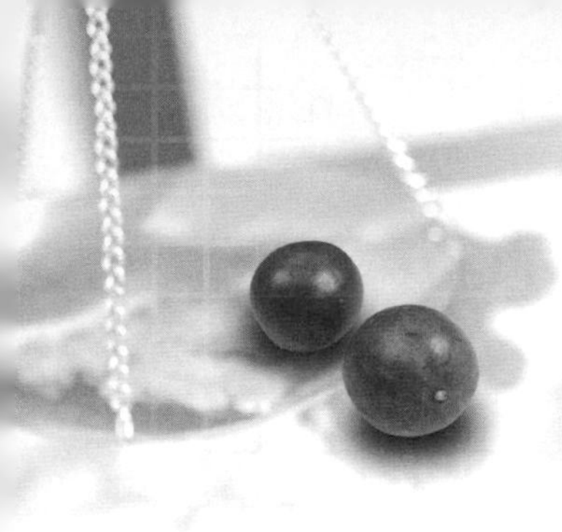

好久沒有嘗到甜味的老公，一邊喝著羅漢果茶一邊高興的說：「這就是我想念了好久的味道啊！」

老公以前一天要喝好幾杯咖啡，現在已經開始改喝羅漢果茶。泡法跟即溶咖啡差不多，只要將羅漢果顆粒用熱水沖泡即可，既簡單又方便。

介紹羅漢果顆粒給我們的那位客人，也將羅漢果顆粒運用在料理上，原先需要用到砂糖的料理全部改用羅漢果顆粒代替，那位客人說：「之前家裡的料理用了很多砂糖和醬油，現在改用羅漢果顆粒就不用擔心家人吃的太油膩，而且也沒人察覺到調味料已經換成羅漢果顆粒，每個人都直誇好吃。」

因為使用羅漢果顆粒的緣故，老公不再擔心飲食問題，不論巧克力或麻糬等甜食，或是高熱量的肉類通通來者不拒，漸漸的也把身患糖尿病這件事給忘了大半。

過了一個月，複檢的日子來到，檢查前我心裡多少還是有點擔

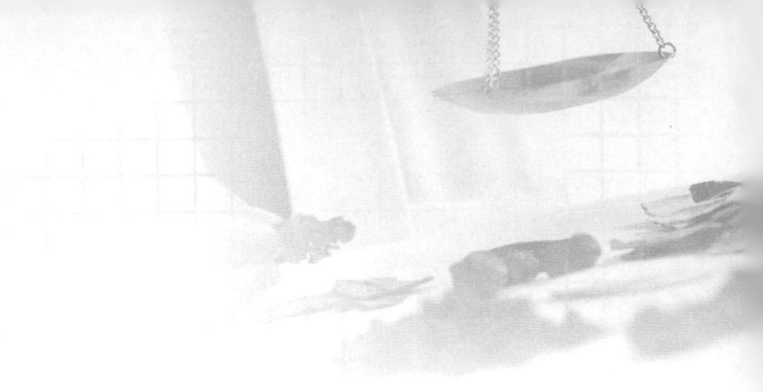

心，但結果顯示老公的血糖值已從二百七十mg／dl降到一百九十mg／dl，不禁對羅漢果顆粒的神奇療效感到佩服。

接下去的日子老公仍是想吃什麼就吃什麼，過了三個月，血糖值也逐漸下降到一百一十mg／dl，最近則是維持在一百mg／dl左右，飲用羅漢果茶也變成日常生活的例行公事。

我之前也有便祕的毛病，自從開始使用羅漢果顆粒後，腸胃的毛病改善不少；還有畏寒和肩頸酸痛等毛病，用了羅漢果顆粒後，感覺血液循環更順暢，連體質也跟著改變。

患有花粉症及慢性鼻炎的兒子，也因為羅漢果顆粒，症狀幾乎都沒有再發作過。

我想今後我們都會繼續使用羅漢果顆粒，來維護全家人的健康。

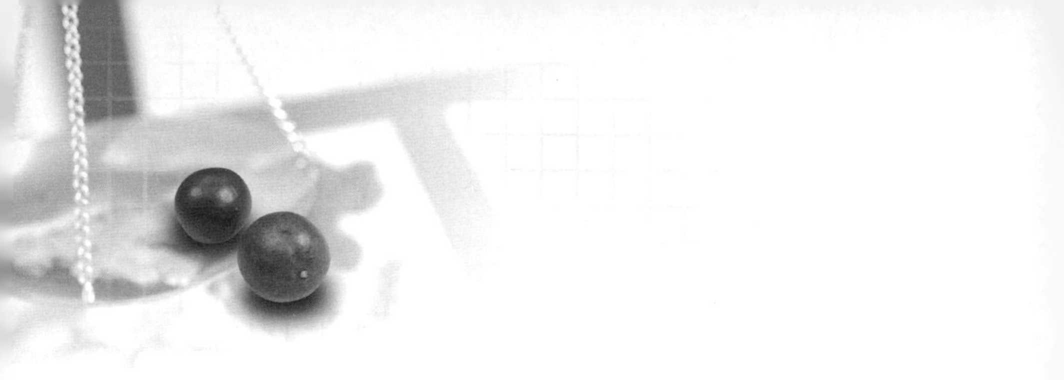

◎羅漢果顆粒讓我的血糖值恢復正常

金先生（四十七歲）

大約七年前，羅漢果風潮正在電視上發燒時，我也正好在醫院被診斷為「糖尿病候選病患」，於是便開始嘗試用羅漢果顆粒。

當時市面上販賣的羅漢果只是乾燥後的果實，必須煎煮後才能使用，味道還要看煎煮過程而定，有時甜有時苦，但我還是照單全收，乖乖的繼續使用。過了一陣子，原先賣的不錯的羅漢果卻突然消失了，到處都買不到，後來從朋友那裡聽說有種羅漢果萃取液，便開始改用這個，但是羅漢果萃取液，不但使用不方便，價格還很昂貴，最糟糕的是很難保存，沒幾天就會過期腐壞，相當不經濟。

雖然羅漢果對我的病情很有幫助，但這種情況下實在是沒辦法再繼續使用下去，就在求助無門的情況下，又從其他朋友那裡得知羅漢

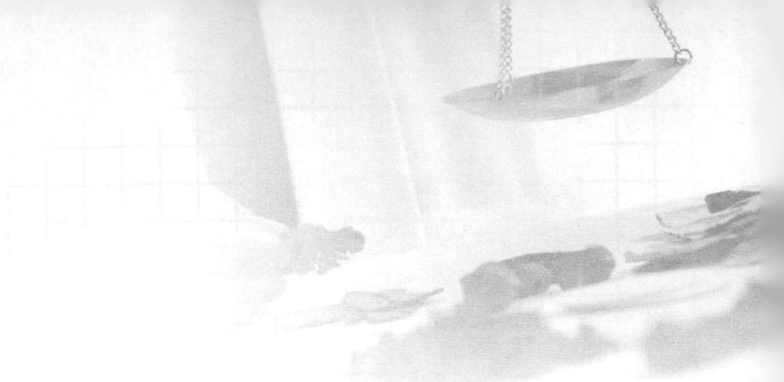

果顆粒。

那位朋友的先生同樣患有糖尿病，以前也使用過羅漢果的乾燥果實和濃縮萃取液，但後來覺得還是羅漢果顆粒最適合自己。我向他請教過使用方法後，也馬上開始試用。

首先我發現，羅漢果顆粒跟乾燥的果實不同，味道相當固定。可以隨時喝到熱呼呼的羅漢果茶，濃度也可隨自己喜好調整，用在料理上還有很多令人驚喜的地方，家人更是好評不斷。

另外在保存上也很方便，我覺得最棒的一點是，羅漢果顆粒不像萃取液一開封就必須立刻用完，可以長時間保存且保存方便。

因為羅漢果顆粒實在很棒，我用的量也比以前多，後來血糖值不但降低，身體也感覺變得更輕盈，朋友也說我的氣色看起來很好。

今後我打算將羅漢果顆粒介紹給更多被糖尿病所困擾的朋友。

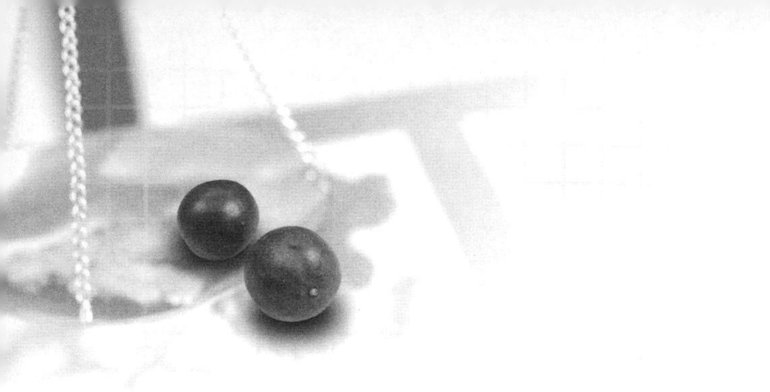

◎羅漢果顆粒讓我重享生活喜悅

高女士（六十三歲）

我有位即將邁入八十七歲高齡的母親，因為糖尿病、心臟病、高血壓等疾病，這二十年來一直都在吃藥，其間曾因為三次腦梗塞而住院，最嚴重的一次是兩年前手部麻痺及膝下關節疼痛時，卻因年事過高無法動手術，只好一直躺在床上休養。

醫生交代必須做好飲食控制，加上每天都吃超過十五顆的藥丸，結果造成嚴重便祕，必須靠瀉藥來通便，母親常感到身心俱疲，幾乎快失去活下去的意願。

當時母親血糖值高達三百一十二mg／dl，注射胰島素後才下降到二百一十二mg／dl，血壓也有一百八十左右，常常走沒兩步就頭暈目眩，幾乎連站都站不穩。

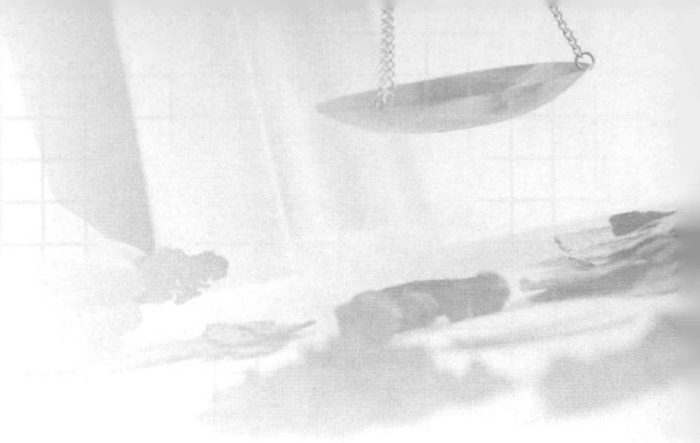

後來，有位來探望母親的友人告訴我們，他本身使用羅漢果顆粒治好糖尿病的經驗，在他的推薦下，母親也開始使用羅漢果顆粒。

因為母親原本就愛吃甜食，在飲食控制中還能嘗到甜味讓她十分高興，一直喝個不停。使用三天後，排便就變得很通順，也不需要再吃瀉劑。原本的手部麻痺及膝下關節疼痛等症狀也減輕不少，連之前頭暈目眩的情況也有所改善，現在已經可以靠自己的雙腳穩穩的走路了。

約持續使用半年後，手腳麻痺的毛病幾乎痊癒，母親健康狀況能有如此大的改善，就連醫生都感到不可思議的說：「血糖和血壓的數值都很正常，已經不需要吃藥了。」

現在母親看起來比從前更有精神，也重拾書法的興趣，自己常推著推車到附近活動中心練習，也經常向書法教室的朋友們推薦羅漢果顆粒的優點，她高興的說：「多虧羅漢果顆粒我才能擁有重生般的幸

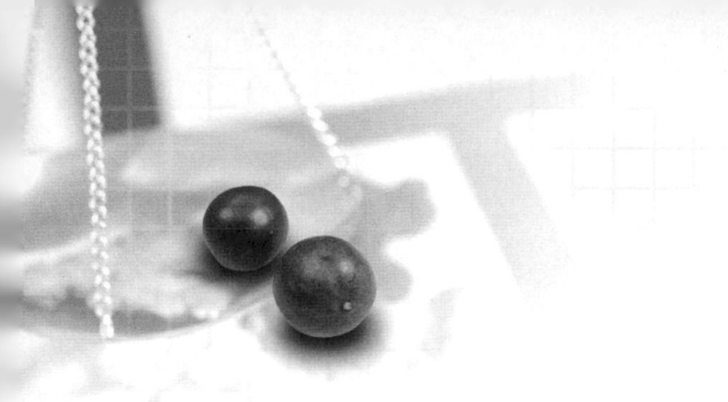

福。」

這種食品真是太棒了，我們打從心底向羅漢果顆粒說聲謝謝。

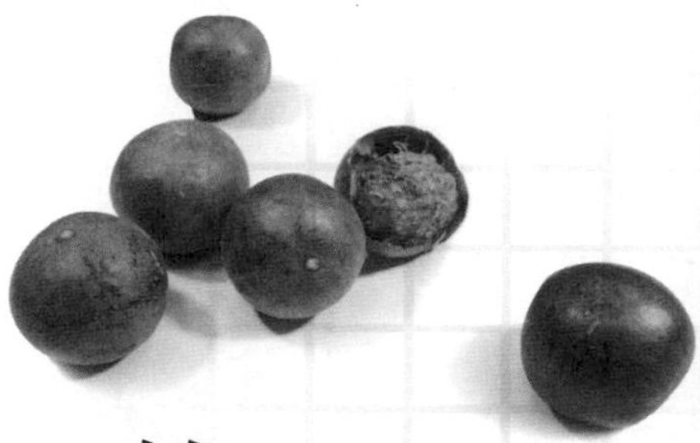

第二章

什麼是羅漢果？

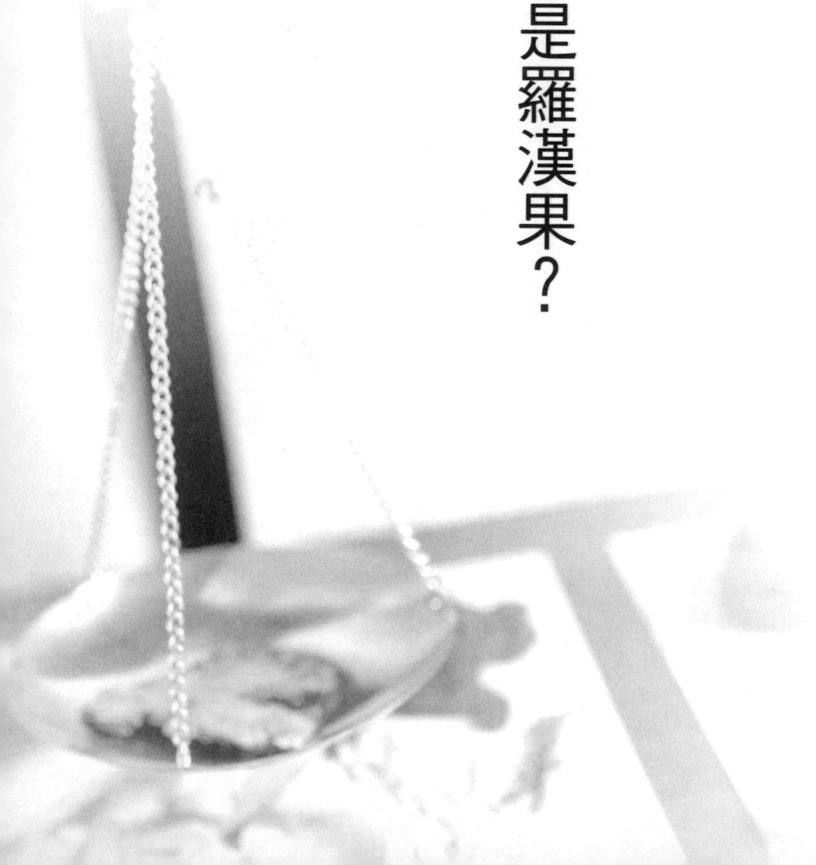

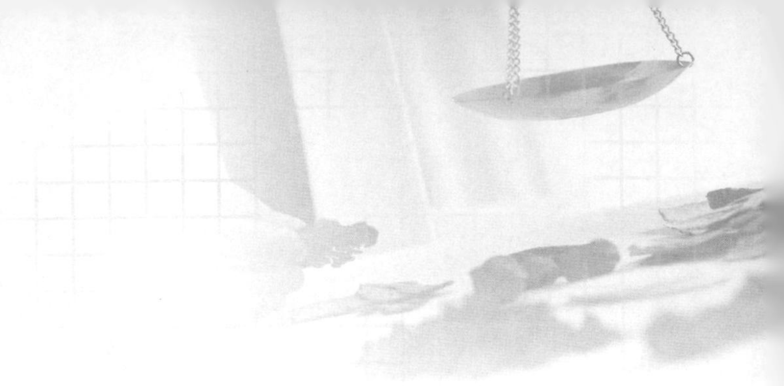

產於中國桂林，外觀類似奇異果

很多人聽過羅漢果，卻常把羅漢果誤以為是一種柑橘類；也有人以為羅漢果就是一種原產於中國，被拿來包在喉糖裡的果實，甜度高又不含熱量，對喉嚨不舒服或感冒都很有效。

嚴格來說，這只是羅漢果一小部分的優點而已。

那麼羅漢果到底是怎樣的果實，外觀又是如何？

羅漢果是一種外形接近奇異果的綠色果實，與奇異果同屬藤蔓科植物，大約會長到一公尺半左右。根據資料顯示，目前僅有中國桂林生產羅漢果。

桂林以水墨畫般的山水景色聞名世界，屬於典型的高山氣候，而羅漢果只有在山坡上才有栽種。全中國也只有桂林一地才能採得，這與當地氣候有非常密切的關係。

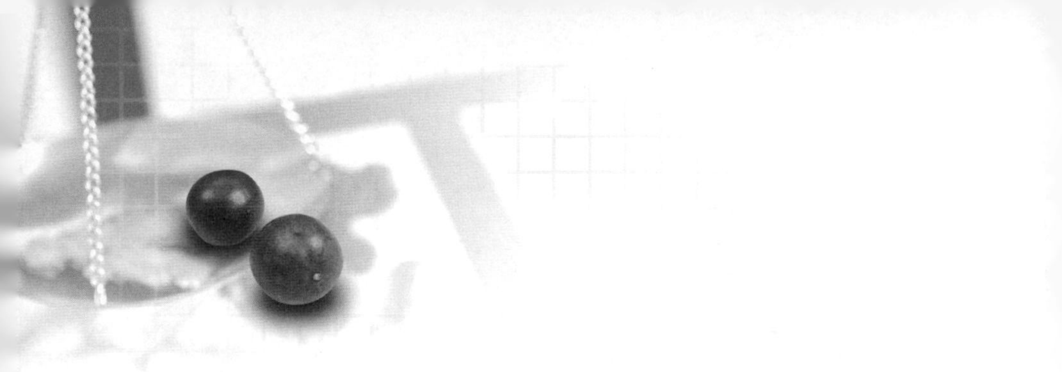

大約從兩百年前開始，中國少數邊疆民族——瑤族，便將羅漢果視為極珍貴的藥材，並且規定不准流出族外。由於產地只有一處，因此在中國這麼多種中藥材中，也是相當稀少珍貴的一品，古代只有王公貴族才能夠享用，此外也常被用在宮廷料理中。

「羅漢」是第一個發現這種果實療效的清朝醫生，因此便把這種果實稱為「羅漢果」，從此以後一直被視為極珍貴的藥材，皇帝稱它為「神果」，甚至禁止輸出。直到現在，羅漢果的栽培及種植法，仍於當地少數民族的自治區中被保護著。

為了不使羅漢果散布到外地或被作為研究用，目前未加工過的羅漢果果實仍禁止輸出。

目前在當地設有大型國營加工廠，中國境內各大醫院所使用的降血糖、降血壓等藥劑中，大約有百分之二十五使用羅漢果製成，此外加工成品也大量輸往東南亞各國。

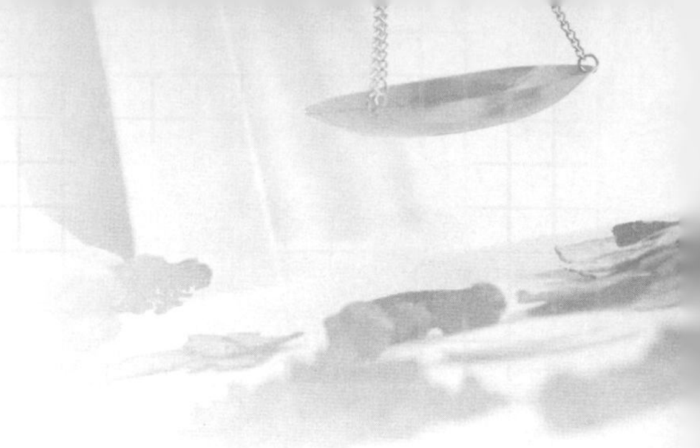

媒體報導引起羅漢果熱潮

羅漢果果實本身又苦又澀，無法直接食用，而且連一丁點兒甜味都沒有。奇妙的是，只要在太陽底下曝曬乾燥後，就會產生比砂糖還高四百倍的「甜味」。

也就是說，羅漢果的甜味並非一般水果中所含的果糖成分，而是經過乾燥後，羅漢果的食物纖維產生化學變化，讓羅漢果自然產生甜味物質，這種物質稱為「葡萄糖」。因為它屬於水溶性食物纖維，不會被我們的腸道所吸收，而會直接排出體外。因此羅漢果雖不能說是完全的零熱量食品，但會被身體吸收的熱量確實幾近於零。

當時羅漢果的用法是將其乾燥煎煮後使用，早期輸入往日本的羅漢果也只是乾燥後的果實。

西元一九九五至一九九六年間，許多日本電視台節目都曾大篇幅

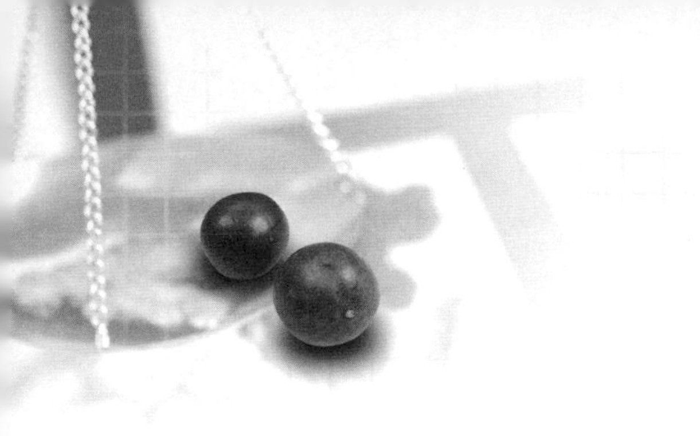

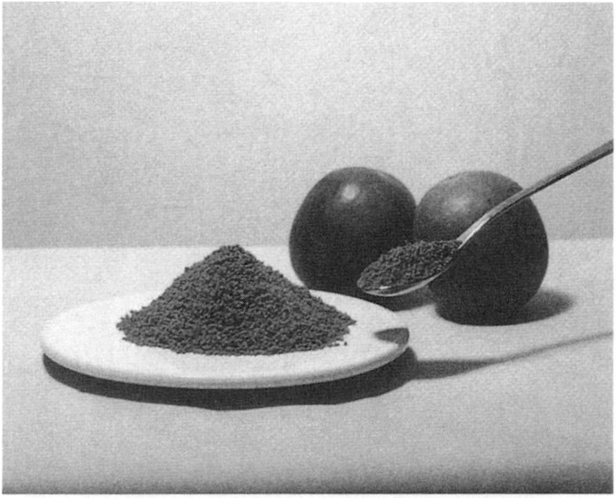

只需一茶匙羅漢果顆粒就能作出美味的家庭料理

介紹羅漢果，在當時造成一股熱潮，也使進口輸入量日增，但全部都是曝曬後乾燥而成的羅漢果。

即使到現在羅漢果生產數量仍被限制，其中一個原因是羅漢果產地稀少，單次收穫量也有限，那又是如何能大量輸入日本呢？

像蘋果或是橘子等水果也有等級之分，但在某些因素影響下會使進口量激增，我們推測也許是因為當時需求量大增，加上又能賣到高

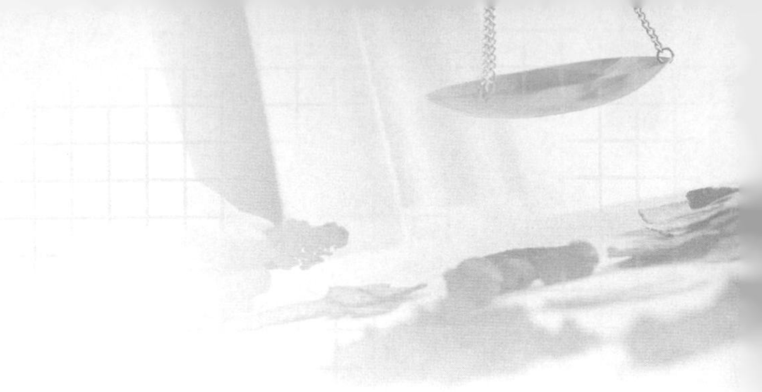

價，才會一次輸入這麼多羅漢果吧！不論如何，當時確實是日本人與羅漢果建立關係的一大轉機。

因療效顯著而有許多愛用者

當時在節目中介紹的羅漢果後來得到相當大迴響，許多人即使不是非常清楚羅漢果的功用，至少都對這個名字有印象。過去因電視播出而造成熱賣的食品，有可可亞、番茄等，大約數週到數月之後熱潮就會逐漸退去，但羅漢果熱潮經過三年卻絲毫不減，甚至有逐漸加溫的趨勢。

這是因為透過實際使用治好過敏等病症，皮膚變得更好，甚至減重有成的愛好者們之間口耳相傳，羅漢果風潮才能屹立不搖。因為羅漢果療效確實，才能有今天的結果。

即使當時的羅漢果品質良莠不齊，但療效卻相當實在。有時因為

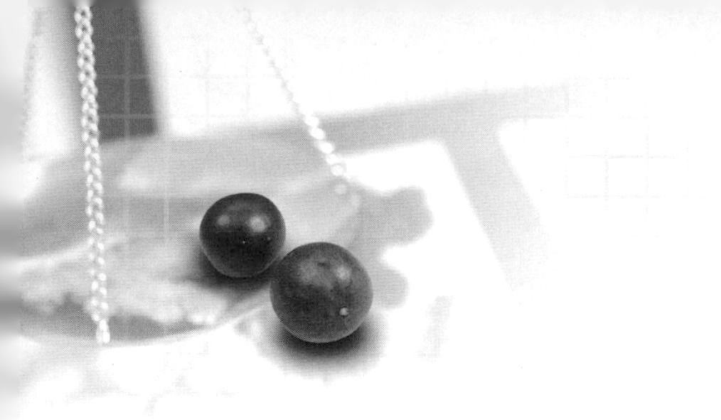

製作品質不夠完善而使味道有些許差異，但藥效仍能完全保留，所以羅漢果的功用和即效性是無庸置疑的。

羅漢果在藥局林立的上海也享有盛名，不論哪間藥局，羅漢果都是必備商品，日本將羅漢果放入喉糖的點子也是由此而來，這也間接證明羅漢果確有其療效存在。

於是在日本有愈來愈多健康食品業者對羅漢果產生興趣，來自各公司的訂單也不停湧入，經統計輸入日本的羅漢果竟超過一億顆。

這當中可能包括庫存品及品質不佳者，甚至有羅漢果仿冒品，因此也產生許多問題，如品質低劣，原本該是甜味的羅漢果卻有一股青臭味等。雖然與藥效無關，但也引起日本食品衛生單位的關切及消費者的抱怨。

後來這些負責輸入的食品業者逐漸卻步，羅漢果也漸成為少數愛好者才會購買的食品。

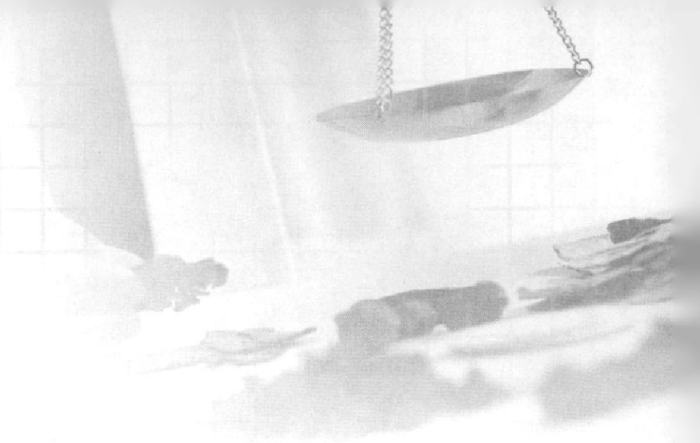

藥效實在，使用卻不方便

在羅漢果熱潮時曾使用過的民眾，有許多人至今仍記得羅漢果，即使熱潮略減，羅漢果的魅力仍持續向人們招手，但是當時因為羅漢果在使用上並不方便，也造成羅漢果無法普及於一般大眾。

當時是先將乾燥後的羅漢果果實搗碎，放入茶包中煎煮後才能飲用。一顆羅漢果約含有一公升萃取物，但味道落差很大。

這種羅漢果乾燥果實一顆大約一百元，現在仍然有在販賣，花一百元就能攝取到一公升的萃取精華，比起其他昂貴的健康食品，價格還算合理，但要作為日常家用飲品或是使用於料理上時，用久了還是會覺得不划算。

羅漢果療效並不止於糖尿病，對於過敏性皮膚炎、哮喘、畏寒、頭痛或肩頸酸痛等病症都有一定的效果。藥效則取決於使用量，喝的

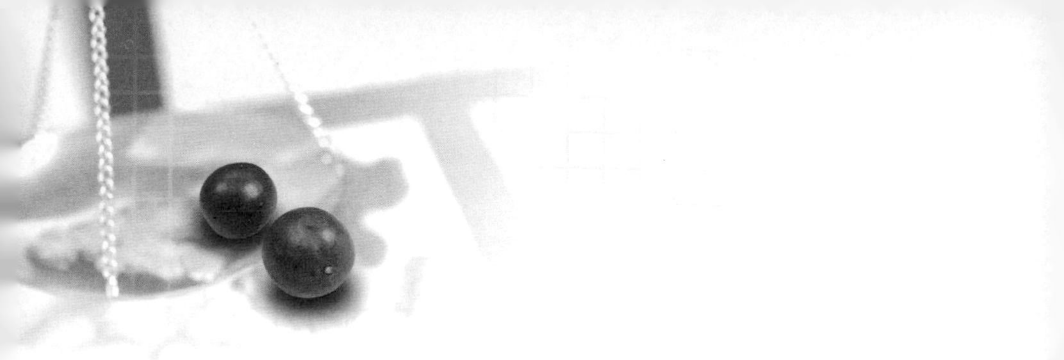

愈多效果愈快。由於羅漢果並非化學合成物，而是含有天然營養成分的健康食品，對缺乏天然營養素的人尤其有效。

但是一公升要價一百元，並不算是很便宜的價格，此外煮好的羅漢果茶稍微放置一段時間就會氧化，味道及效果都會打折扣，雖然早上使用最好，但在現代生活的緊湊步調中，實在很難有時間慢慢煎藥，而且成為液狀後帶在身上也不方便，種種原因使得羅漢果始終難以融入現代人的生活。

乾燥果實的品質也是一大問題，後來出現製成「濃縮萃取物」的因應之策，以羅漢果的濃縮型態上市，但仍無法被大眾廣為接受。雖然國內糖尿病及過敏性疾病患者不在少數，但曾試用過羅漢果的人卻非常少。

濃縮萃取的羅漢果不被接受的最主要原因是因為價格太貴，即使稀釋成十倍的量，每七百二十毫升仍要價一千五百元，相當於一公升二百元。

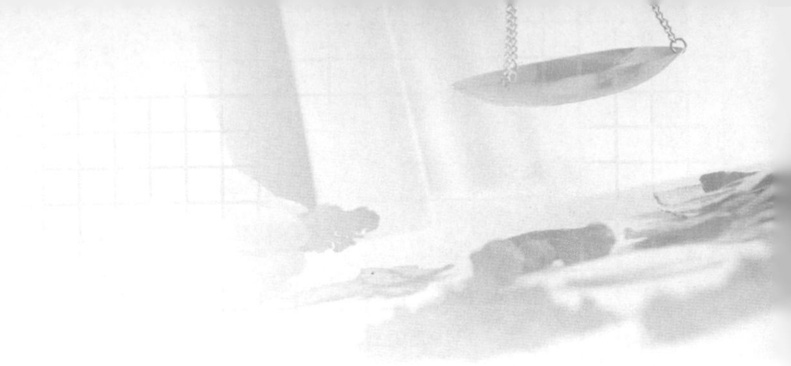

而且以液態瓶裝的形式販售，容易出現氧化的問題。在日本液態食品均被厚生省規定需添加抗氧化劑，並明白標示保存期限。將羅漢果直接作為料理中使用的調味料，是原本就有的附加價值，但現在需要先稀釋十倍後才能使用，既浪費時間又麻煩。因為有這麼多缺點，濃縮羅漢果在市場上就更難推廣。

即使如此，濃縮萃取的羅漢果還是有療效，因此仍有一定的銷量，現在在百貨公司還是能買到，有需求量商品就會存在。

研發高純度的羅漢果顆粒

俗話說「魚與熊掌不可兼得」，羅漢果雖然有確實的藥效，但對現代人來說使用上卻不太方便，但是我並不太在意使用上的問題，畢竟在醫院還有許多因罹患現代疾病而痛苦不堪的病患。

作為一位療養專家，推廣羅漢果只是我所有工作的一小部分而

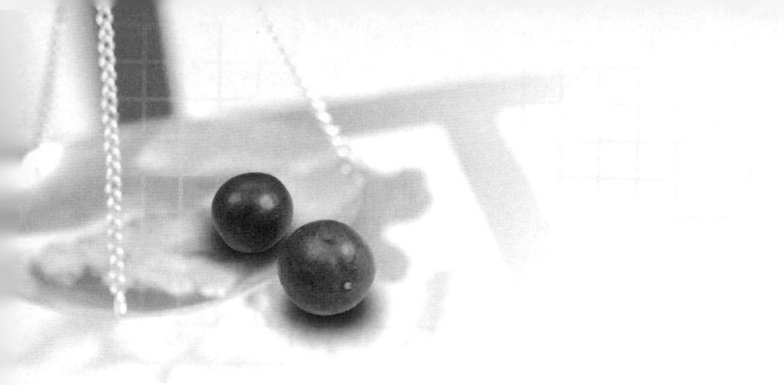

已。我在療養院中，常看到許多來自全國因哮喘、過敏性皮膚炎而痛苦的孩子們，還有一些因風濕、心臟病等重症而長期回醫院就診，最後不但沒有治好，還被醫院拒收的病患。

這些慢性病患者日漸衰弱，只好再到醫院拿藥來抑制病情，但不停的吃藥，到最後一定會引發更嚴重的併發症，所以這些病患更應該認識羅漢果的優點而不計較缺點才是。

但是，當我試著讓患者服用高品質的羅漢果煎茶，許多人卻因為使用上實在太麻煩而無法長期使用。在我聽到病患們的心聲後，便開始思考是否能作出品質好又便宜的「羅漢果顆粒」。

如果是顆粒使用上就比較方便，也能簡單的運用在料理上。而且攜帶方便，還能帶到公司沖泡。如此一來就更貼近使用者的生活，相信藥效也會加倍。

其實在羅漢果蔚為風潮後，市面上就出現將羅漢果萃取精華製成顆粒狀的商品，中國當地也大多以顆粒狀販售，我們認為目前日本市

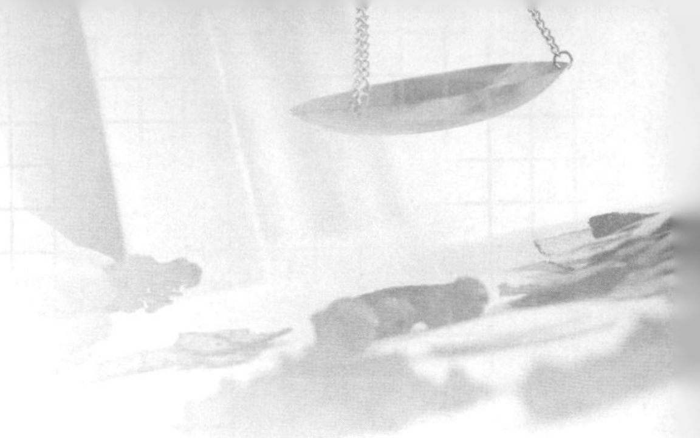

面上的羅漢果顆粒就是從中國輸入的。

可是提到中國的產品，美其名是「豐富」，其實很多都有品質上的問題，不僅品質好壞沒有標準，甚至還摻了不知名的雜質，因此當地的羅漢果顆粒只含有約百分之五十的羅漢果萃取精華，另外百分之五十是由其他成分製成。

這種商品即使有藥效而且使用方便，相信還是有很多人不敢輕易嘗試。

因此，我們便開始著手開發一種純度百分之百，價格低廉而且只要不開封就能長期保存的「新式羅漢果顆粒」。經過無數次改良，也參考許多患者的意見，才研發出現在的羅漢果顆粒。為了製成顆粒狀，在技術上至少必須使用百分之二的蔗糖，因此完成後的最高純度是百分之九十八。

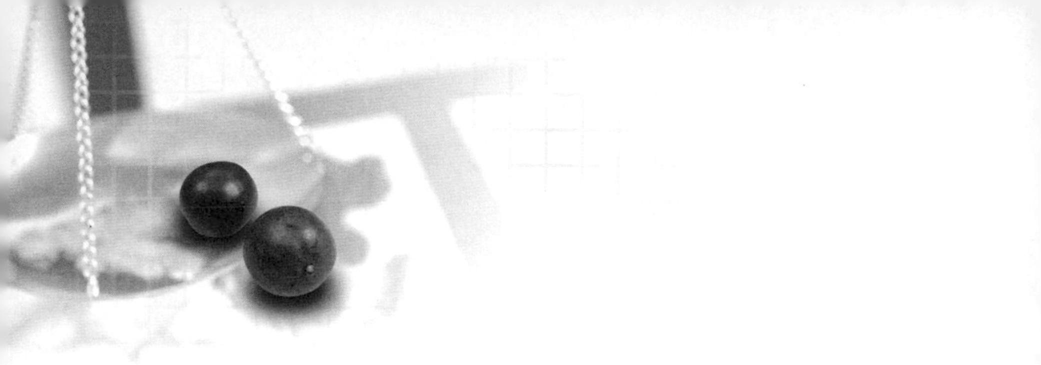

羅漢果強大的抗氧化功效

談到這裡，我想各位對羅漢果應該都有基本的認識，接著我想向各位介紹，羅漢果所含的成分及這些成分對人體的幫助。

羅漢果所含的糖度約為砂糖的四百倍，但甜味結構與砂糖及果糖有根本上的不同。羅漢果所含的葡萄糖並不會被腸胃所吸收，而會直接排出體外，因此留在體內的熱量趨近於零。此外羅漢果的纖維屬於水溶性食物纖維，對於便祕有即效性的幫助。

針對必須實行飲食控制的糖尿病患者，或是為了健康或美容而減重的人，當你忍不住想吃甜食時，羅漢果顆粒便成為非常重要的幫手。

談到這裡，各位讀者大概了解關於羅漢果約十分之一的知識，但羅漢果的神奇之處才正要開始。事實上，它還隱藏著能使我們找回健康身心的祕密。

這祕密便是羅漢果含有豐富的抗氧化物質，它能夠除去人體內多餘的活性氧，如先前在第一章介紹過一位糖尿病患者，原先血糖值高達六百mg／dl，但僅使用羅漢果三個月後，血糖就恢復到正常數值；還有即將在第五章提到有位小學生因使用羅漢果，而迅速改善長期困擾他的過敏性皮膚炎。

以上的例子都被認為是羅漢果豐富的抗氧化物質產生作用，而使症狀得以改善。

換個角度來看，活性氧對現代人而言確實是種困擾，相信許多人曾聽過活性氧會使人體內細胞老化，引發過敏、高血壓、動脈硬化、心臟病、腦溢血等重症，甚至會使癌細胞加速生長，可說是現代人的大敵。

但另一方面人體的免疫系統產生能量時又不能缺少活性氧，否則生命將無法維持。人體需要活性氧就像迎接老化一樣，是不可避免的

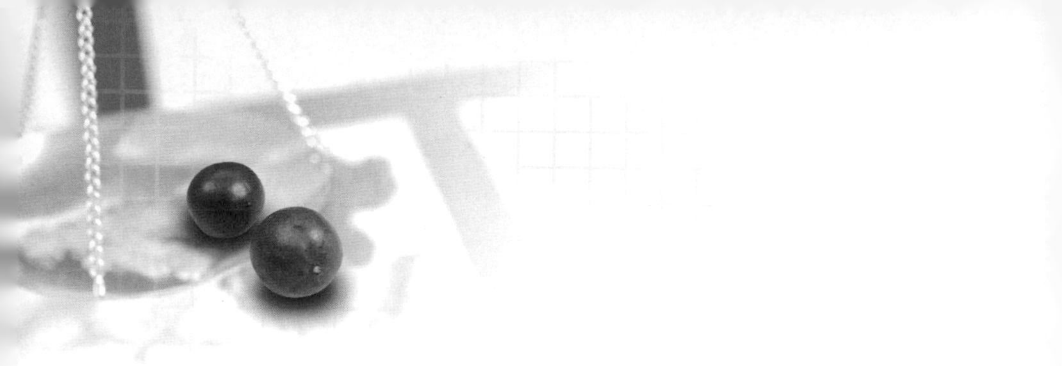

宿命。

就因為活性氧對人體會造成傷害，生命自然也有一套對應措施，那就是產生抗氧化物質來對抗活性氧。

人體內生產的抗氧化物質，是一種稱為ＳＯＤ（超氧化物歧化酶）的酵素。

普通的植物一如我們常在電視上看到的，含有多酚（如紅酒）、兒茶素（如茶葉）、維生素Ｃ、Ｅ，還有β-胡蘿蔔素等多種抗氧化物質，這些營養素被認為能夠預防成人病或是過敏疾病。

而羅漢果中含有大量的抗氧化物質。前面提到直接食用羅漢果果實的味道既苦又澀的原因，就是因為抗氧化物質的關係。而在經乾燥之後會轉變為甜味，則是因為羅漢果與我們體內的活性氧產生了變化。

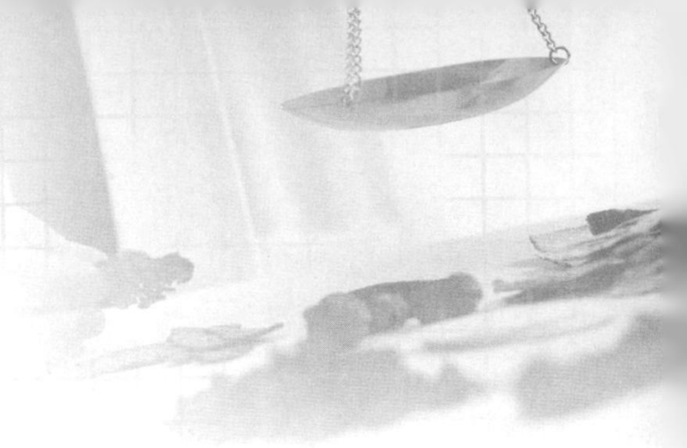

料理時絕佳的調味替代品

羅漢果內含的抗氧化物是現代人所必須且有益於身體的物質。但我大力推薦羅漢果的理由並不只這樣，羅漢果還有一個很棒的特點，那就是將羅漢果顆粒運用在料理或是食材的處理過程中，就能引出食材的真正美味，柔和的調整每道料理的滋味。

完整的用法將在下一章詳加介紹。舉例來說，只要將豆類與羅漢果顆粒一起下鍋煮，就能做出不輸廚師水準的煮豆。豆子不需提前泡水一晚，只要加入羅漢果顆粒，就能煮出不連皮，又軟又好吃的豆子。

煮馬鈴薯、南瓜、紅蘿蔔或是毛豆等食材時也是一樣，只要加入一匙羅漢果顆粒，就能煮出完全不同的口味。煮麵時放入羅漢果顆粒，煮出來的麵條就會變得結實有彈性。在後面還會詳加介紹使用羅

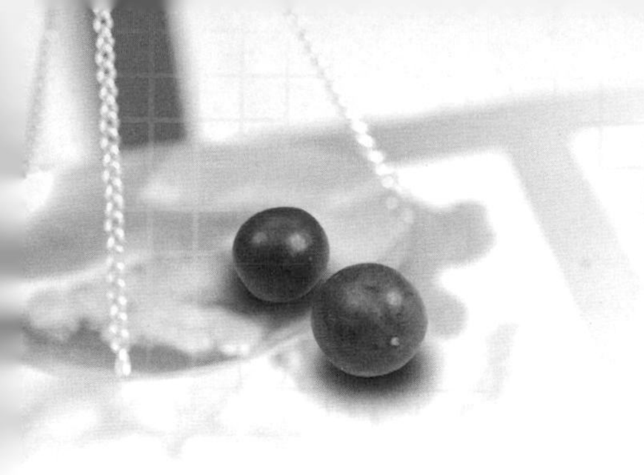

漢果顆粒，所研發出來的獨門菜單。

因為羅漢果顆粒中有能保護蔬菜或肉類的細胞膜成分，所以上述料理經過羅漢果顆粒調味後，每一樣都能留住最完整的營養成分。

若能在每天固定的飲食中加點羅漢果顆粒，對提升全家人健康一定有正面的幫助。

此外，近來會在家中調理像馬鈴薯、紅蘿蔔或南瓜等根莖類食材的家庭有逐漸減少的趨勢，孩子在不常吃到的情況下，便很難習慣這些食物的味道，但是現在只要用上羅漢果顆粒，就能提出食材的真味，即使加熱也不減美味。羅漢果顆粒的提味效果與砂糖、醬油或味淋完全不同，它能提出不論任何人都會誇讚的好滋味。

在愛用羅漢果顆粒的家庭中，有許多人因為使用羅漢果顆粒而改變了飲食習慣。像是原先喜歡漢堡或燒肉的孩子，自從吃了用羅漢果顆粒所調味的蔬菜就開始愛不釋口。

羅漢果顆粒除了本身的價值外，還有提升料理營養以及為美味加

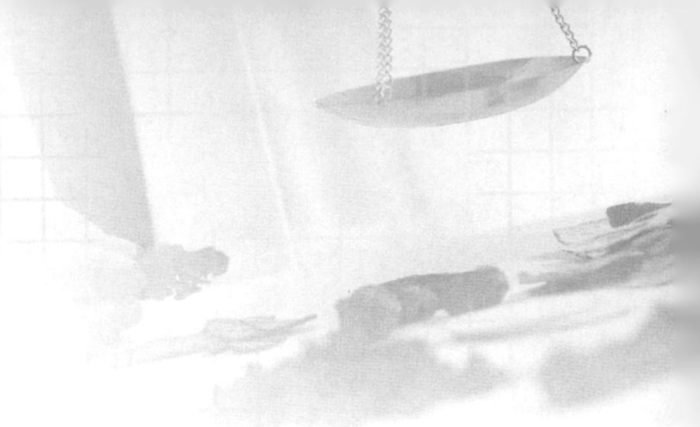

分的效果，從攝取均衡營養以維持健康的觀點來看，有相當大的助益。

特別是在享受美味這一點上，羅漢果顆粒更是貢獻良多。

在中國有所謂的「藥膳」料理，由於它沒有任何的專利權，因此在日本的家庭料理中，也有結合羅漢果顆粒的藥效與其他食材，而製成的美味藥膳料理。

現代病的起因與生活習慣息息相關。常有人生病後無法完全根治，經過慢性的惡化，最後演變成不治之症，使人生轉為灰暗無趣，更失去生存的喜悅。其實，因生活習慣造成的病症大半與飲食習慣有關。

因為營養的攝取與醫學的進步，使得日本人成為世界上最長壽的民族，但要能充滿喜悅地走過漫長的生命，關鍵則在於是否擁有健康的身心。在日常生活中，都應該努力提高對抗病毒的免疫力及自然治癒的能力，盡可能做好預防疾病的準備工作，這是我們每個人都應追

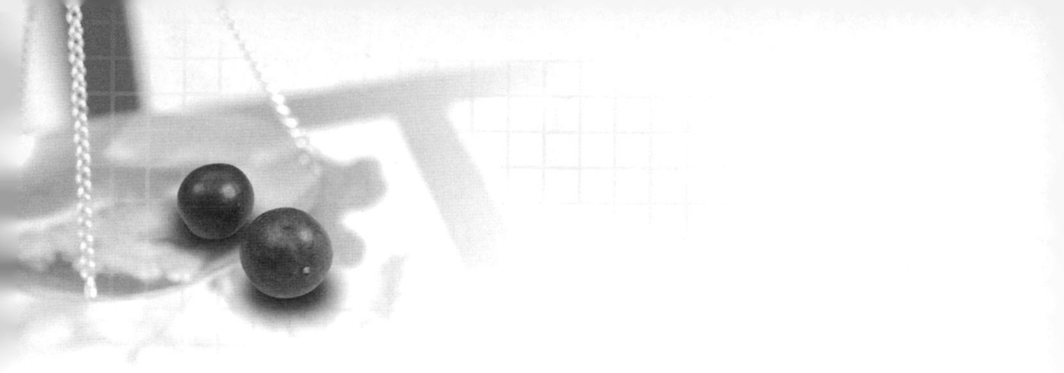

求的境界，也是二十一世紀醫學的遠程目標。

而生活中最重要的一環就是飲食，因此我們應該從家庭料理著手，透過飲食為家人打好健康的基礎，每天活用羅漢果顆粒為家庭料理添加藥效，這也是我們所思考的「預防醫學」。

令現代人安心的抗氧化效果

羅漢果所含的天然成分，能夠改善許多疾病的症狀，在這裡我們將更深入探討羅漢果的功效。

●預防或改善各種現代疾病

第一，羅漢果能將不安定的活性氧還原成無害的物質。活性氧對生命而言是不可或缺的物質，當我們吸入氧氣並在體內產生能量時，活性氧的反應就扮演著維持生命系統運作的重要角色。

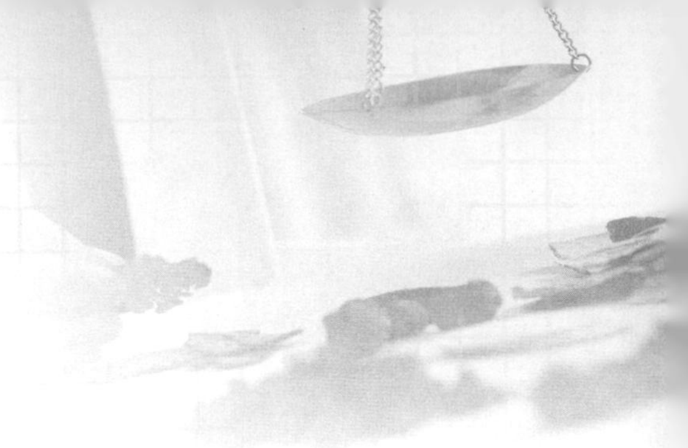

此外，我們的免疫系統中對抗病毒的細胞，也需要有活性氧才能運作，因此活性氧是維持生命必要的物質。

但另一方面活性氧也會破壞細胞，造成動脈硬化以及引起細胞癌化等負面影響。

現在日本人的三大死因分別為癌症、心臟病以及腦溢血，都與血管障礙有關。經研究後發現，以上三大死因均與活性氧造成的惡化有關。

近年來活性氧也被認為是糖尿病急增一大要因。糖尿病最令人害怕的地方在於可怕的併發症，如腎臟病、心臟病、視網膜病變及神經障礙等。上述併發症多因血液中糖分過高而使細小的血管及神經感覺不適，這時若再加上活性氧的傷害，就容易出現動脈硬化等症狀，所以糖尿病患者的死亡率相當高。

此外，過敏性疾病患者也有明顯增加，如花粉症幾乎已是人人皆有可能感染的病症。

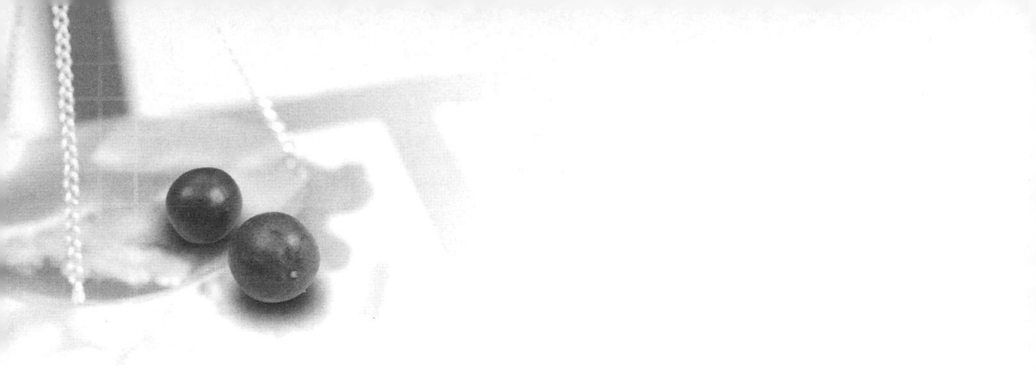

據統計，兒童中每三人中就有一人是過敏體質。

現代社會的生活雖然變得更方便，但化學物質也相對增加，甚至連小朋友都感覺到生活的壓力。在這樣的環境下，傷害人體的活性氧也在持續增加，結果就是感染上述疾病的人數愈來愈多。

在自然界中能夠抑制並對抗活性氧的成分，就統稱為抗氧化物質，如紅酒或茶葉中所含的多酚便是一種，而羅漢果中也含有相當豐富的抗氧化物質。

許多人都知道羅漢果對喉嚨保健很好，其實羅漢果也能將引起感染的活性氧轉變為無害物質。使用羅漢果除了可以預防感冒，對於關節炎、皮膚炎、胃炎、肝炎、鼻炎、氣管炎等發炎症狀都有減輕疼痛，甚至達到預防的功效。（不會出現其他副作用）

●改善便祕、下痢等腸胃疾病

絕大多數使用過羅漢果的女性都表示，羅漢果對於立即改善便祕

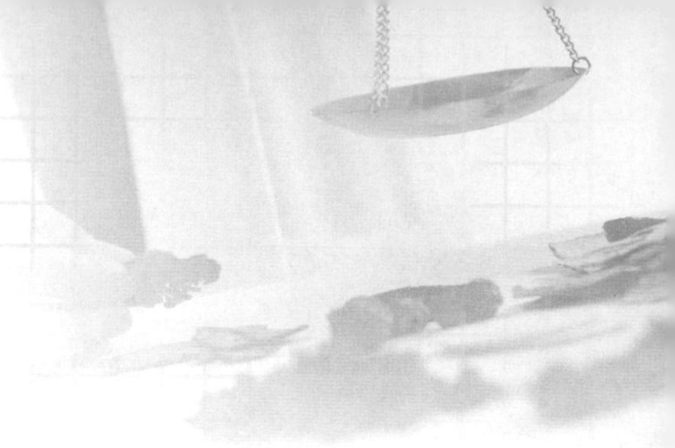

的效果非常顯著，這是因為羅漢果所含的高純度甜味成分修補腸胃的環境。幾乎不含果糖成分的羅漢果，其強烈的甜味來自於葡萄糖，這種物質可以看做是一種食物纖維。

雖名為食物纖維，但與芋頭或蘿蔔乾裡頭所含的纖維不同，不會累積在腸道。羅漢果的纖維非常小，肉眼看不到，屬於水溶性，能夠改善便祕，因為細小的食物纖維能成為腸內乳酸菌及雙叉乳酸桿菌等益生菌的食物而使其繁殖，並減少大腸桿菌等害菌，如此排便自然變得通順。

每當吃完肉類或乳製品後，沒有消化完的蛋白質一旦被體內的害菌所發酵，就會產生有毒物質。此時如果食物纖維不足將會使糞便無法順利排出，於是有毒物質就會被身體所吸收，甚至會產生致癌物質而導致大腸癌。

如果在日常生活中經常便祕，那就表示胃腸相當不健康。如果能加以改善，有時也能連帶治好過敏性皮膚炎。

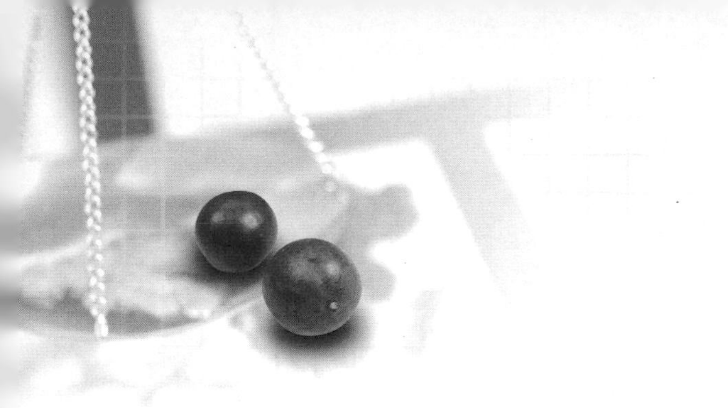

要治好便祕除了多運動外，飲食也是相當重要的一環。只要長期使用羅漢果，就能改善腸道環境並使排便通暢。

●使身體溫暖改善畏寒症狀

有許多人生病後四處求醫，或是嘗試不同的健康食品，接受各種治療方法，但就是無法痊癒。身體就像是個大藥罐不停的吃藥卻無法恢復健康，在現代社會中這種人已經愈來愈多。

如前述的便祕問題，還有現在要提及的畏寒症狀，不只是女性，甚至二十歲左右的年輕人都有這種困擾，有時不是因為冷而感覺到寒意，而是身體體溫自然降低；有時則是因為血液過度集中在腦部，而使腹部以下感覺寒冷，有這種症狀的人似乎不在少數。

畏寒主要原因是血液循環不良，體內能量停滯的緣故。人體免疫力、體溫乃至於生命能量，均依靠血液來運送分配，如果血液循環出現問題，不論畏寒或是其他症狀都會變得很難痊癒。

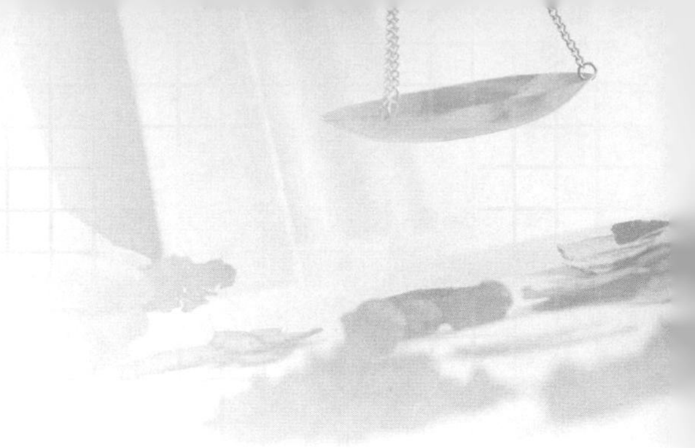

羅漢果顆粒・粗糖・白砂糖改善疾病比較

項目	羅漢果顆粒	粗糖	白砂糖	項目	羅漢果顆粒	粗糖	白砂糖
免疫功能	+22	+12	−21	卵巢（女）	+12	+ 5	−12
肺	+22	+ 8	−14	子宮（女）	+14	+ 4	−15
心臟	+24	+ 8	−10	荷爾蒙	+19	+15	− 9
血液循環	+22	+10	−20	自律神經	+18	+10	−18
動脈硬化	+25	+11	− 9	骨質疏鬆	+16	+ 5	−24
膽固醇	+18	+ 6	−10	糖尿病	+23	+ 7	−22
血栓	+21	+10	− 5	過敏	+22	− 8	−29
脾臟	+21	+ 8	−17	高血壓	+29	+11	−15
肝臟	+20	+ 6	−17	癌症	+15	+ 4	−13
肝硬化	+23	+ 7	−19	壓力	+24	−23	−29
胃	+14	+ 7	−15	腸道	+15	+ 9	−19
大腸	+21	+ 9	−10				

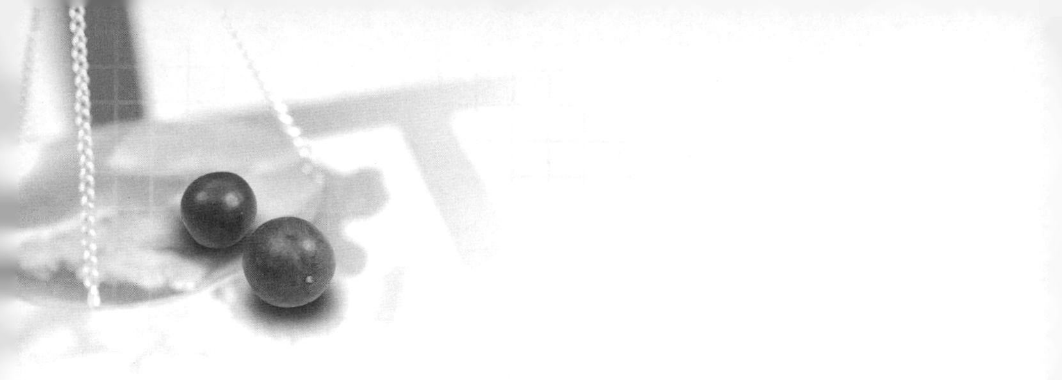

只要使用羅漢果，不但身體可以變得溫暖，晚上也會更容易入睡。即使是夏季，還是以熱飲方式為佳。

要治病就得從病患本身開始著手，也就是必須先找回個人基本免疫力、自然治癒力等要件。為此，必得先根除便祕及畏寒等症狀。從現在起每天喝三次羅漢果茶，為身體健康打好基礎。

●砂糖讓現代人變得病懨懨

自然物質中都含有豐富維生素及礦物質，人類依靠這些物質來平衡營養並維持生命，但是精製而成的白砂糖只有熱量，也就是無營養價值的熱量（empty calorie）。

在忙碌社會中工作的現代人，如果攝取過多的無營養價值的熱量，就很容易生病。

根據研究，攝取過多的砂糖會使孩童變得易怒。

食用過多純熱量的白砂糖，體內的葡萄糖便會大量釋放並使血糖值急速上升，雖然多餘的糖分會隨尿液排出體外，仍會造成組織的負擔，胰臟也必須分泌胰島素控制血糖值。

但是由於反應血糖值的荷爾蒙在分泌上有時間差的關係，使得胰島素在血糖回復正常之後仍繼續分泌使血糖降低，最後反而造成血糖過低的狀態。

常喝含有大量砂糖飲料的人，其實身體裡都在不停釋放胰島素。有報告指出，美國日漸增加的少年犯罪，是因攝取過量糖分而出現低血糖狀態，導致情緒失控所造成的結果。日本近年也有犯罪低年齡化的趨勢，或許也應該試著從飲食方面來檢討。

此外，攝取過多砂糖會成為寒性體質。現代人缺乏運動，若再攝取過多砂糖，則會出現畏寒、循環不良、頭痛、肩頸酸痛、腰痛、生理痛等不適，甚至會造成免疫力下降。

如果攝取過量砂糖，將會使身體消耗許多維生素、礦物質等能量，結果就會造成維生素不足或引起缺乏礦物質等身體不適。尤其當

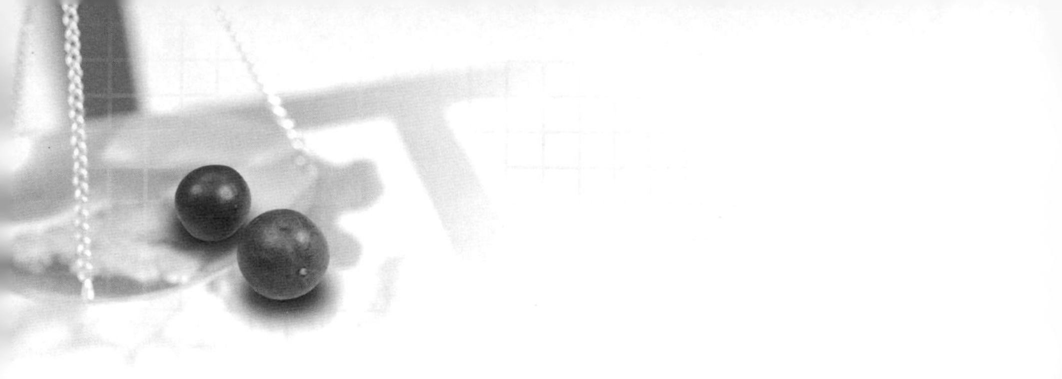

鈣質不足時，身體內所需的鈣質就會從骨骼來輸出，因此就會造成牙齒鬆落或骨骼疏鬆等症狀。

也許各位讀者會有疑問，從小開始吃的零嘴或巧克力都是甜的，大家都吃得很開心，也從沒聽說過砂糖會影響健康，更別說有因砂糖而生病的人了。

但是現在時代已經不同了。一到夏天，幾乎每個地方都開冷氣，許多原本務農的人也紛紛轉為服務業，人們的勞動型態有很大的改變。從前的人因工作而使運動量充足，自然能夠消耗更多熱量，而飲食便成為能量的來源，此時砂糖的熱量便成為即時的熱量補給品，這也是為何從前的人這麼喜歡甜食的緣故。

但現在為了因應新的生活步調，飲食習慣不得不隨之改變。「砂糖攝取過多有害身體」的健康常識，也是在這種背景下順應而生。

現在人們仍喜愛甜食，也許是因為人類長久以來對飢餓的恐懼遺傳所致，就像從前人類為了蓄積脂肪而進食的本能一樣。

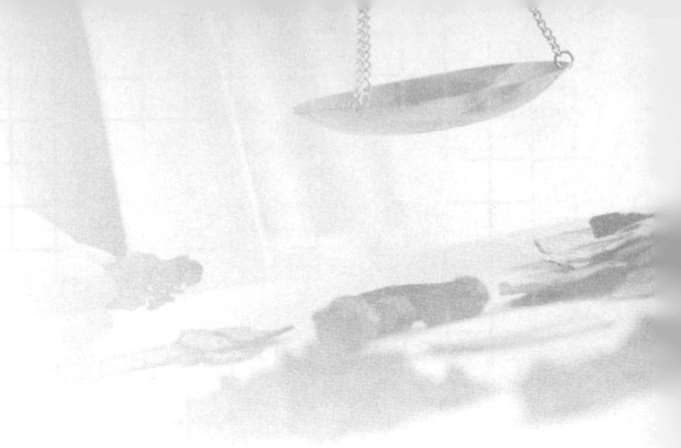

即使生活環境改變，對甜食的憧憬仍然不變。即使砂糖對身體不好還是想吃，如果勉強忍耐，時間一久就會累積壓力而引起因生活習慣不適所產生的疾病。

所以，從這裡就可明顯看出將羅漢果運用在日常生活中的重要性。

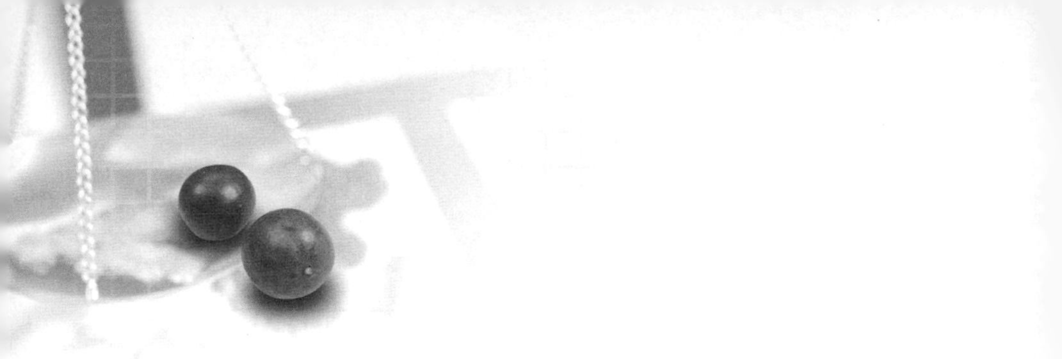

羅漢果的 12 種療效

1 能夠在無負擔的情況下享受甜味
・羅漢果含有特殊的葡萄糖，甜度為砂糖的 400 倍，但會被身體吸收的熱量卻趨近於零。（不會被腸道所吸收而會直接排出體外）
・原先的羅漢果果實是酸的，但在經過十天曝曬後酸味能轉變為天然的甜味。
・甜味本身對人體無害，但若長時間施以壓抑療法，將使病患陷入不安狀態，因此體力、自然治癒力都會下降。
2 強大的抗氧化作用（能夠防止各部位的發炎症狀）
・能防止因外傷或細菌感染而造成的細胞氧化，並能修復細胞，使發炎症狀不至過度擴散。
・能夠緩解關節炎、皮膚炎、胃炎、肝炎、鼻炎、支氣管炎等發炎症狀，所引起的疼痛感並加以預防。（不會出現副作用）
3 能夠作出美味的藥膳料理
・不只增加甜味，還能防止食材氧化。
・在水滾前放入羅漢果顆粒（約 200cc 的水使用一大匙），就能夠將泡沫分解，防止營養流失及氧化，並縮短約 60%調理時間。
4 強力的 SOD 作用（對抗現代生活中過剩的活性氧最重要物質）
・防止不飽和脂肪酸與活性氧結合而造成的血液汙濁，並帶給身體防止活性氧（造成成人病的主因）的酵素。（成人病如高血壓、動脈硬化、心臟病等）
・SOD 這種酵素只能從糙米或大豆等自然界的物質中攝取到。
・壓力、有害物質如大氣汙染、電磁波等，或是細菌感染等均是引起大量活性氧產生的主因。（壓力也會造成糖尿病）
5 用於日常飲食上效果更佳
・與蛋白質結合，能夠提高抗氧化作用及 SOD 酵素的作用。
・能夠降低膽固醇，改善血液循環。
・只要加入羅漢果顆粒，就能使普通料理搖身一變成為藥膳料理，正在接受飲食控制的人也能藉此恢復到可以食用肉乳蛋製品的體質。
6 擁有高山植物的溫和性質（對於便祕或減肥有即效性，約有 85%的人一週內就產生效果）
・剛開始飲用羅漢果顆粒的人馬上就能感覺到排便變得通暢許多。
・含有大量水溶性植物纖維，在不被小腸吸收的情況下直接到達大腸，並成為腸內比菲德氏菌的食物，並且將比菲德氏菌往腸道內運送。
・平常即使吃再多優格也無法將比菲德氏菌往腸道內運送。
・羅漢果顆粒能改善便祕、下痢、腸胃障礙等症狀。此外因為不含咖啡因，可試著以羅漢果茶取代咖啡。（有消除壓力的作用）

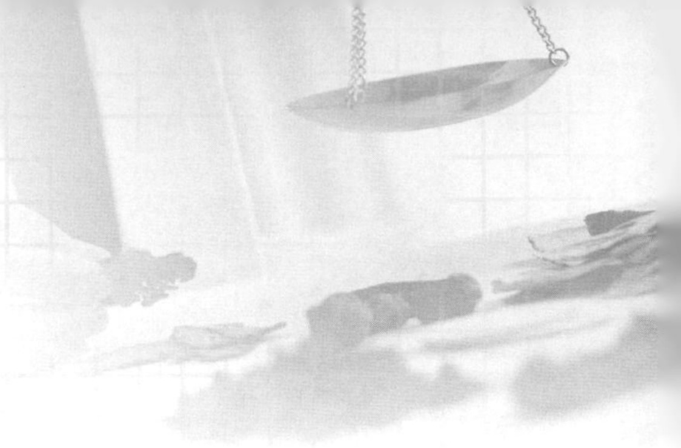

7 富含現代人所缺乏的維生素E，以及鐵、鋅、磷、銅等礦物質（可改善貧血、慢性疲勞）

・古時候的桂林仍沉在海底，故土壤中富含多種礦物質。
・桂林山區日照強烈，日夜温差也相當大。
・SOD主成分除了蛋白質外，還有許多平日不易攝取到的維生素E、鋅、磷、銅（黃綠色蔬菜中含量極少），為菠菜的兩倍。

（100g）

鐵	菠菜	3.7mg	羅漢果	9.5mg
磷	菠菜	60mg	羅漢果	123mg
鈣	牡蠣	55mg	羅漢果	154mg

8 能防止皮膚老化並修復斑點及皺紋

・羅漢果能防止保持肌膚水分年輕的玻尿酸功能衰退。
・洗澡時直接用羅漢果顆粒來泡澡，就能發揮消炎及修復皮膚細胞的功效，即使皮膚敏感的人也可以放心使用。
・在美容或是護膚界，SOD 酵素都相當受矚目。

9 羅漢果在中國被作為治療哮喘，喉嚨乾渴的特效藥，富有盛名（維生素 E 可治療氣管）

・能防止喉嚨黏膜乾燥，改善發炎症狀。（鐵、磷及 SOD 酵素的功效）
・防止病菌從喉嚨侵入，預防感冒。（喉嚨為第一道防線）
・含有羅漢果的喉糖適合用在預防感冒、健胃整腸及減肥。

10 對過敏症狀相當有療效

・減輕皮膚炎、皮膚癢或痛感，能夠修復細胞，改善過敏體質。
・即使不作飲食控制也能改善過敏體質。
・懷孕中的婦女也能安心使用，可改善鼻炎、花粉症或是治療感冒。
・可改變體質，使花粉症不易入侵。

11 可解除服用抗癌藥後的副作用（使毛髮不會脫落等）

・服用抗癌藥、抗生素等會因活性氧的毒性而破壞細胞。
・羅漢果的 SOD 作用及整腸作用（排毒），能去除多餘的活性氧。
・能將體內有副作用的毒物排出。

12 對於白內障或是結膜炎，都有預防及改善的功效

・眼睛是人體中最易受外界刺激（如紫外線），也是最容易產生活性氧的部位。
・活性氧過剩易使視網膜的代謝功能降低。
・攝取 SOD 有益於恢復眼睛的健康。

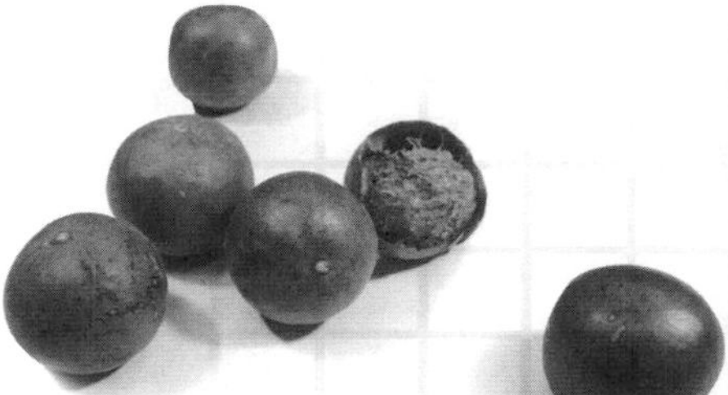

第三章

用羅漢果顆粒做出美味的家庭料理

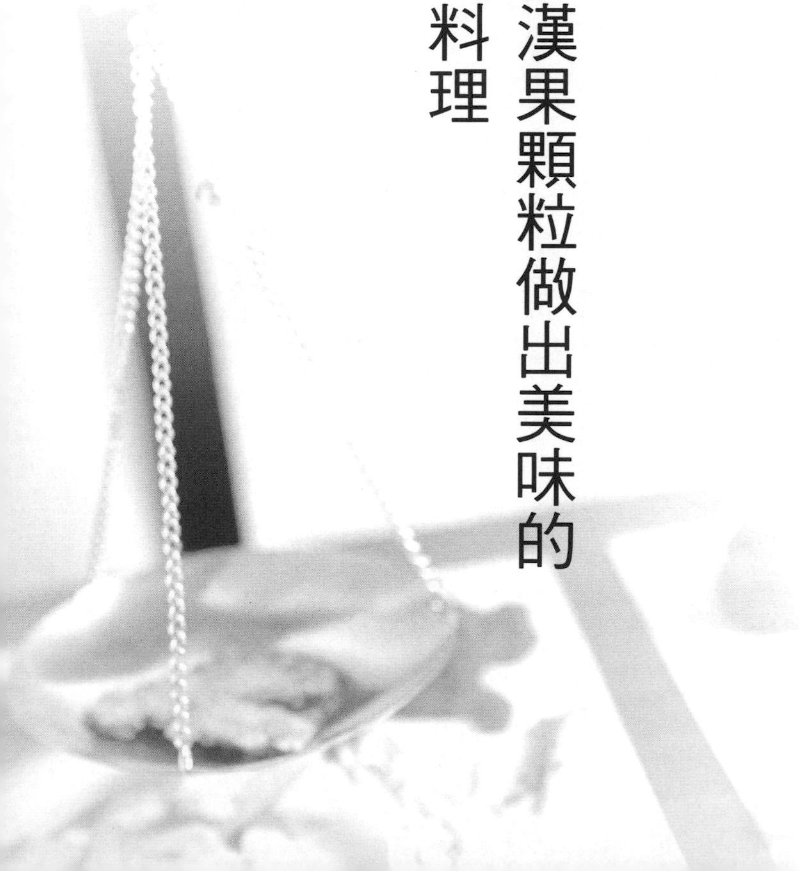

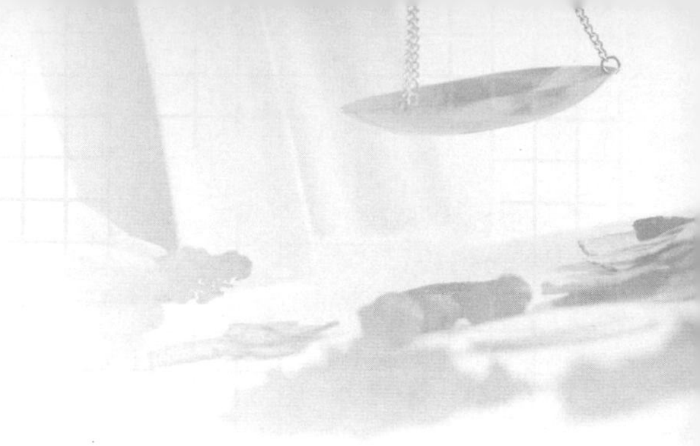

只用來代替砂糖就太浪費了

在羅漢果顆粒的使用方法中，最簡單有效的就是直接以熱水或牛奶沖泡後飲用，尤其以改善體質為目標的人，建議一天至少喝三～五杯。

此外也可以代替砂糖放入咖啡或紅茶裡，或是做為料理中提味用的調味料。對於想減肥或是在意砂糖對身體會造成傷害的人，這種不會帶給身體負擔的羅漢果顆粒可說是最適合的調味料。

但是光只將羅漢果顆粒拿來代替砂糖，並不能發揮羅漢果顆粒真正的價值，要使羅漢果顆粒發揮出百分之百的效果，應該像宮廷中珍藏的祕方一般，將羅漢果顆粒用在材料的事前準備上，或是作為提味的調味料使用。使用方法相當簡單，即使不常下廚的人也能輕易上手。

只要熟悉羅漢果提味的技巧，即使材料是超市的便宜肉品或蔬

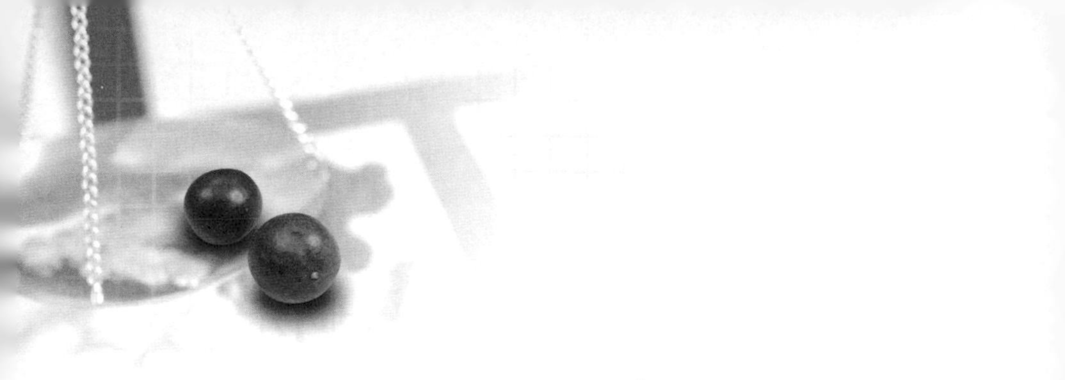

菜，也可以順利煮出料理的真正味道，不需要花太多的時間或金錢，在家裡就能輕易做出職業廚師的美味料理。

使用羅漢果顆粒調味，還能縮短燉煮的時間，像是燉肉或是煮豆都有很好的效果。許多職業廚師都因為羅漢顆粒能節省電費及瓦斯費，又能做出好吃的料理而讚不絕口。

在一般家庭裡，味道還是許多人優先考慮的因素，不論日式、西式還是中式料理，材料本身的味道都相當重要，只要使用羅漢果顆粒，不但不會損壞食材的風味，還能將食材完整的營養成分端上桌。

這就是美味而且有益健康的「家庭藥膳料理」。

吃到好吃的料理，每個人都會覺得很幸福，如此家庭氣氛會變得更融洽，家人之間的關係也會更好。能與家人愉快相處，平日的壓力自然會消失，這就是維持健康的基本原則。

因為羅漢果顆粒含有高純度抗氧化成分，若能按照三餐定期攝取，就能夠抑制因活性氧的傷害而造成的生活習慣病。長期使用，對

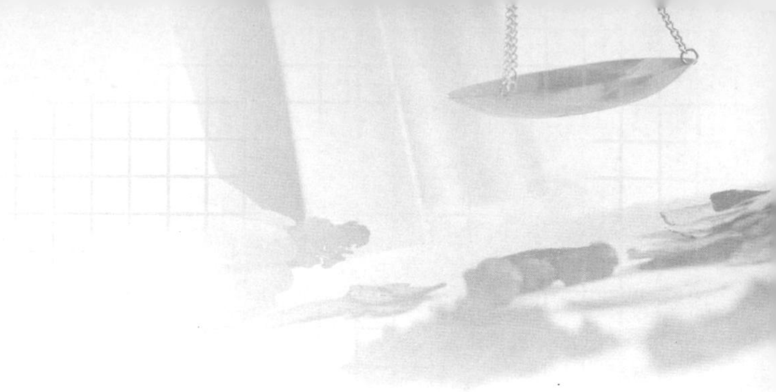

於預防疾病有相當大的幫助。

另外，因為羅漢果顆粒能夠替代料理時的調味料，即使不使用砂糖、鹽、醬油、味淋等，也一樣能做出好吃的料理。偶爾口味想吃重一點，也不需要再加入過多的人工調味料。

使用化學調味料或過多不需要的調味料（糖、鹽等）時，都會造成肝臟的負擔，甚至破壞身體內部的平衡。使用羅漢果顆粒來調味，就能避免這些問題。

想要能達到上述的多種功用，就必須使用純度百分之九十八的羅漢果顆粒才能辦到。羅漢果顆粒保存期限相當長，在未開封狀態約可保存二年，絕對是廚房裡的最佳幫手。

以前的羅漢果濃縮萃取液及乾燥果實，使用上並不方便，並不適合使用在每日繁雜的家事中，這也是我推薦使用高純度羅漢果顆粒的原因。

我們希望被各種症狀所困擾的患者們能夠邊享受飲食，進而相信

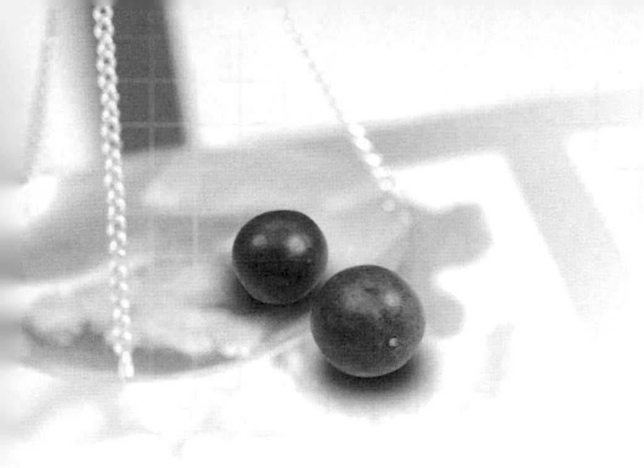

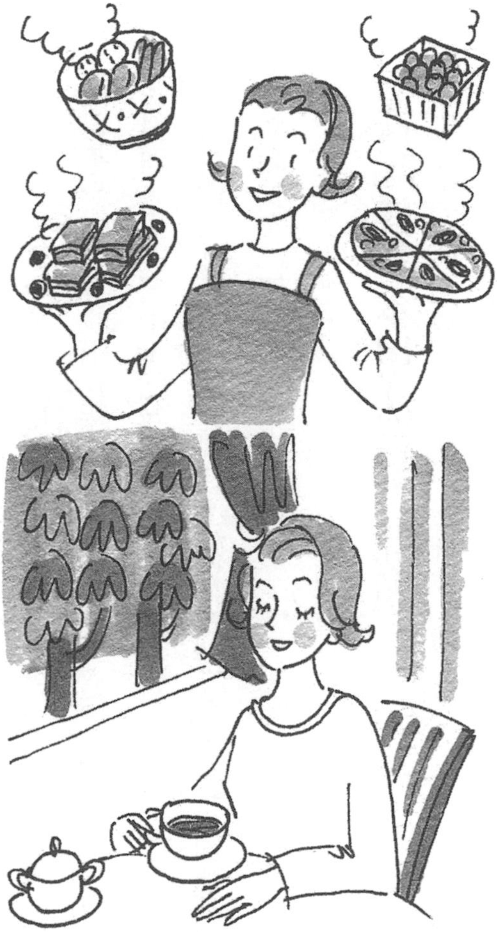

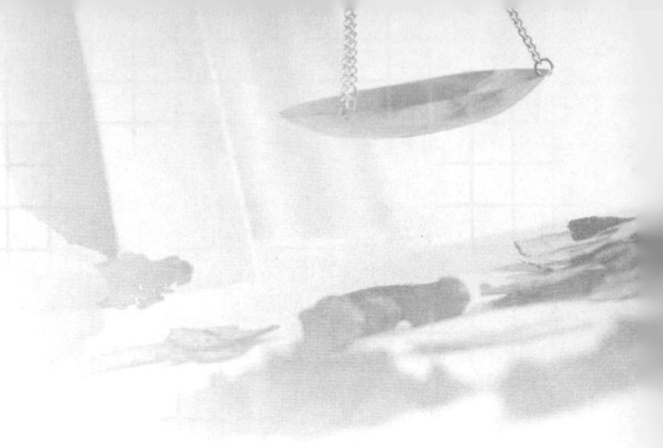

可以靠自己的力量恢復健康，而「高純度、高品質」的羅漢果顆粒，比起前述使用不方便的乾燥果實及萃取液來說，更能有效改善患者體質。

改善體質必須趁早進行，用羅漢果顆粒這種療效顯著的中藥，只要每天像喝茶一樣確實飲用就行；若再搭配於每天的餐點中，不但能享受美味料理，也能藉由藥膳為你的健康加分。

本章介紹使用羅漢果顆粒在料理上的經驗談，第4章將繼續介紹羅漢果顆粒更具體的活用方法。

只要記住基本用法就沒問題

將羅漢果顆粒作為調味料用在食材加熱調理的過程中，主要是為了防止食材養分流失。羅漢果顆粒中的抗氧化成分，能使食材即使經過加熱也能留住原汁原味。

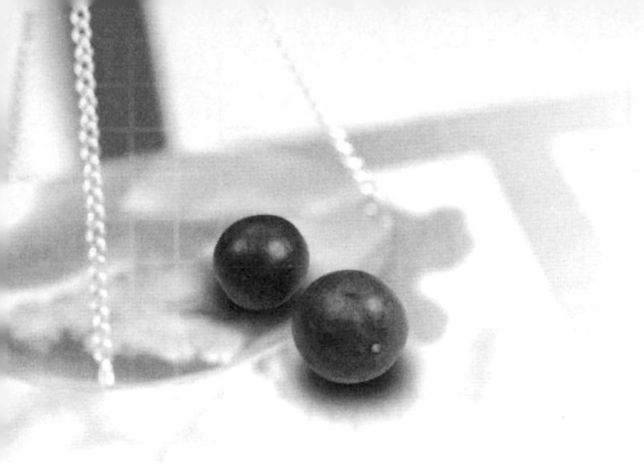

此外還能鎖住細胞內的水分，這也是為何使用羅漢果顆粒烹調出的料理，都十分柔軟且入口即化。

無論是哪種料理或食材，只要你想達到上述的優點，就請大方的使用羅漢果顆粒。有許多愛用者長期使用羅漢果顆粒後，都各自研發出許多獨門的美味料理。

但是需要遵守幾點基本使用守則，才能充分發揮羅漢果顆粒的效果。只要知道這些規則，再來只需隨個人喜好來調整份量即可。本書介紹的菜單僅供參考，各位讀者不妨在家裡多作不同的嘗試。

只要照著以下幾點簡單的規則，就可以順利完成料理，也能省下不少寶貴的時間，在此推薦給各位繁忙的家庭主婦們。

【羅漢果顆粒使用方法】

①在水滾前入鍋

燉煮根莖類、豆類或是煮魚時，記得要在水滾前才將羅漢果顆粒

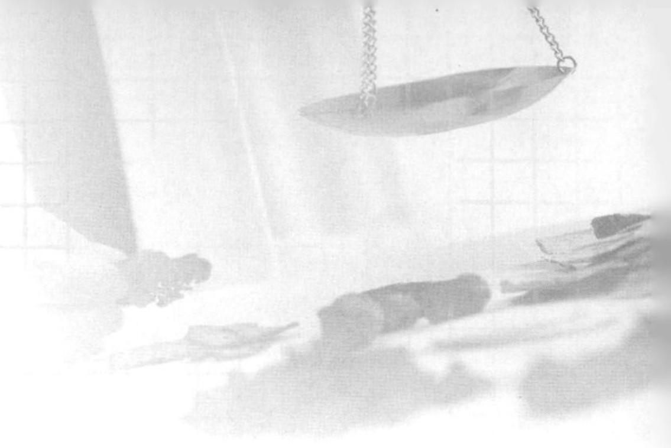

放入鍋中，至於份量的計算，如果不希望煮好後還有甜味殘留，大約每二百cc的水只要配上一茶匙的量即可，開始燉煮後可以一邊試味道一邊調整甜度。重點是羅漢果顆粒在水滾前入鍋幾乎不會產生甜味，必須加熱後甜味才會逐漸跑出來。

不論煮的是根莖類或是肉類，都能夠煮到入口即化，煮魚也不需要擔心會煮爛掉，不論哪種食材都能變得美味可口。此外，在加入羅漢果顆粒後的加熱過程中常會出現泡沫，其實食材的營養價值和藥效就在其中，因此不需刻意將泡沫去除，只要持續加熱，泡沫就會漸漸的被食材再次吸收。

②用羅漢果水浸泡食材

不論是肉片或是一般的碎肉、肉排，在調理前只要先浸過羅漢果水就會變得十分柔軟。當然用來浸泡食材的羅漢果水在加熱前也絲毫不會有甜味。

要調配羅漢果水大約每二百cc的水，放入三大匙羅漢果顆粒即

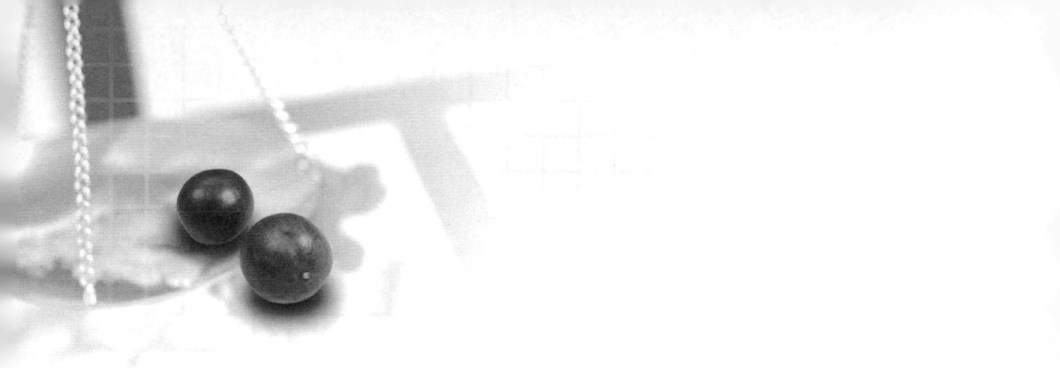

可。

③用羅漢果醬油浸泡食材

若想吃鹹一點，可在調理過程中將水以羅漢果醬油來代替，製作羅漢果醬油的方法，是將醬油和羅漢果顆粒以十比一的比例調配而成。

要將魚類跟肉類放入冷凍前，先用羅漢果水或羅漢果醬油浸泡過再放入冰箱，可將細胞的損壞情況降到最低，而且解凍後也能維持冷凍前的新鮮度。

④保持麵條的彈性

受國人喜歡的麵類有很多種，如拉麵、義大利麵、蕎麥麵、烏龍麵等。平常在家中煮麵時，控制火侯是一個很重要的關鍵，如果煮過久，吃起來味道既不好也缺乏咬勁。

由於羅漢果顆粒有防止食物細胞因加熱而被破壞的功效，如果能在下麵前先放一小匙羅漢果顆粒，那麼即使不小心煮太久也不會破壞

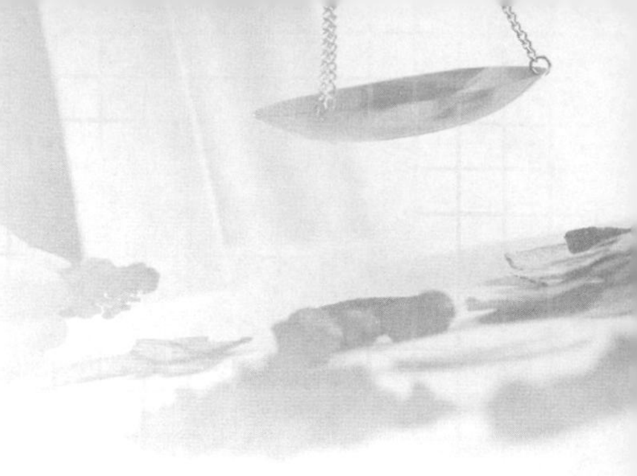

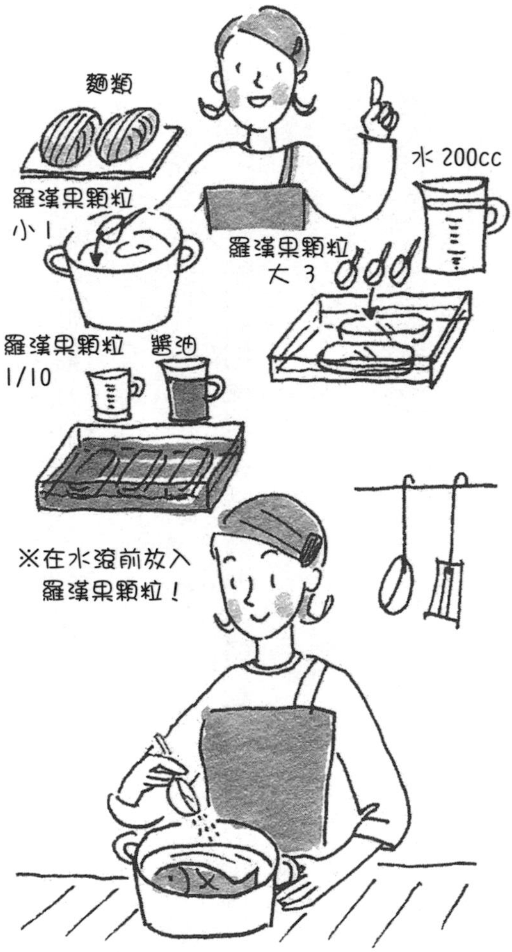
麵類
水 200cc
羅漢果顆粒
小 1
羅漢果顆粒
大 3
羅漢果顆粒
1/10
醬油
※在水滾前放入
羅漢果顆粒！

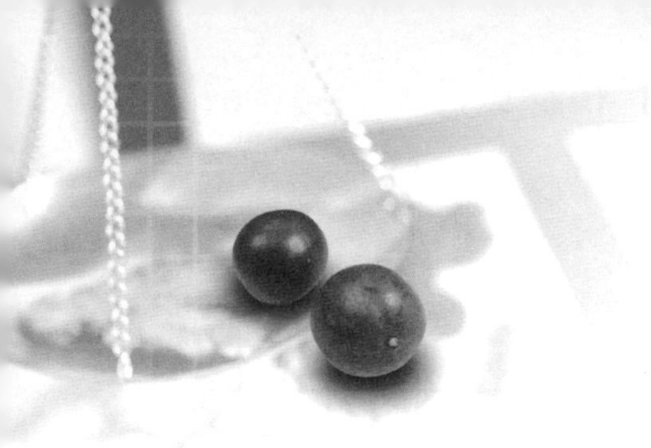

麵條的彈性與口感。

有時一大群人要一起吃麵卻有人晚到時，常必須為遲到的人再多下麵條，這時候只要在原來的煮麵鍋內加些羅漢果顆粒，即使再放入新的麵條，還是能煮出彈性、口感都一樣的美味麵條。如果煮好的麵條不馬上食用，可以先用保鮮膜包好後放在一旁，鮮度也不容易流失，吃起來味道就像剛煮好一樣。

人體需要天然食材的泡沫

用加入羅漢果顆粒的水來煮肉類或蔬菜，就能引出食材真正的營養素，將其放置一段時間，營養素會再次流回食材的細胞內，味道也會變得更美味，還能夠縮短調理時間，也能保持食材完整的形狀，這些都是用羅漢果顆粒來調味的優點。

雖然調理時間相對縮短，但其實這段時間裡面鍋內產生非常重要

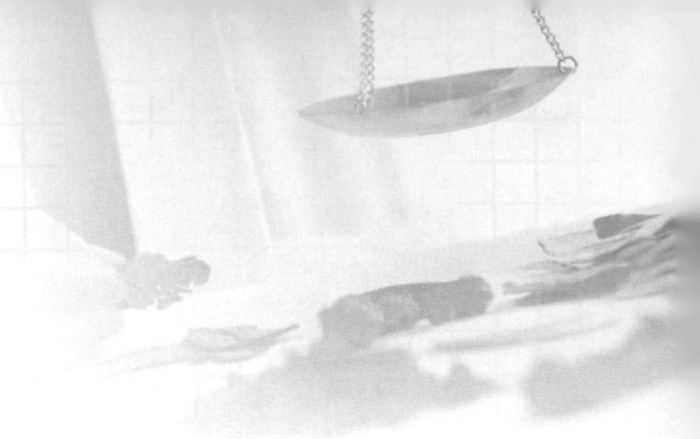

的變化。

各位也許認為，所謂的泡沫就是難吃或是苦澀味的部分，會破壞料理的味道，所以一定得將泡沫去掉。

但看看各國的料理，其實只有日本料理會把泡沫去掉。日本料理的高湯常會添加昆布或是柴魚片來為湯頭提味，但像其他只要有一點點腥味的調味料，不論營養價值多高一律不用。所以有一種清湯裡頭只加天然鹽調味，這種料理只有日本人這麼纖細的味覺才能嘗出味道。

但這種不受日本人青睞的泡沫，對大多數料理而言其實是不可或缺的美味及營養菁華。在許多地方如果食材的味道不易下嚥，就會添加香辛料來加以調和。所以日本人排斥泡沫，可說是世界上相當特殊的民族。

當然，如果是製作拉麵湯頭時，因為日本人不習慣添加香料，所以確實地將泡沫去掉就變成很重要的步驟，即使泡沫裡頭含有對身體

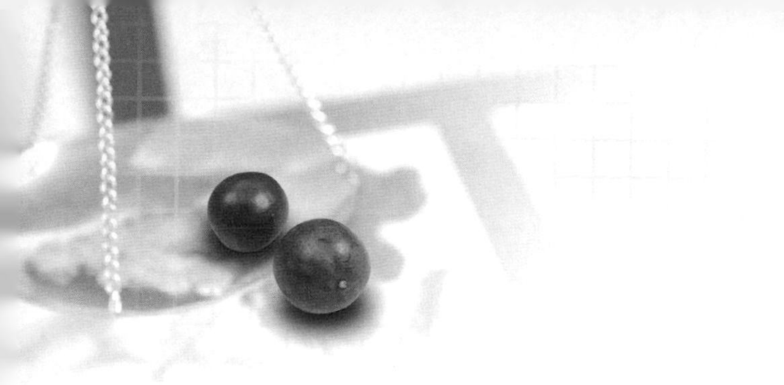

有益的成分，但只要泡沫在湯裡面氧化變質，就會破壞湯頭全體的味道。

基本上泡沫中含有食材的美味及身體所需的營養成分，更藏著自然界所有生物都會有的抗氧化物質。就如同紅酒會帶有苦澀味一樣，因為是隱藏的附屬價值，所以只有內行人才懂得品嘗。

如果以需要煎煮過才能使用的中藥來作例子，我想會更容易說明。

我們一般所食用的，是煎煮中藥後所得的汁液，而煎煮後剩下的根莖葉，通常都會扔掉。這是因為藥裡的天然成分都已被取出，而有益人體的正是這些天然成分。

泡沫其實是植物或動物的細胞，因加熱而被剝離到水中的物質，可說是營養的濃縮物。雖然這些泡沫會破壞料理整體的味道，但不可否認的，它的確是食材精華所在，也是對人體有益的成分。中醫「一物全體食」的觀念，就是要將食物全部吃掉才對健康有益。

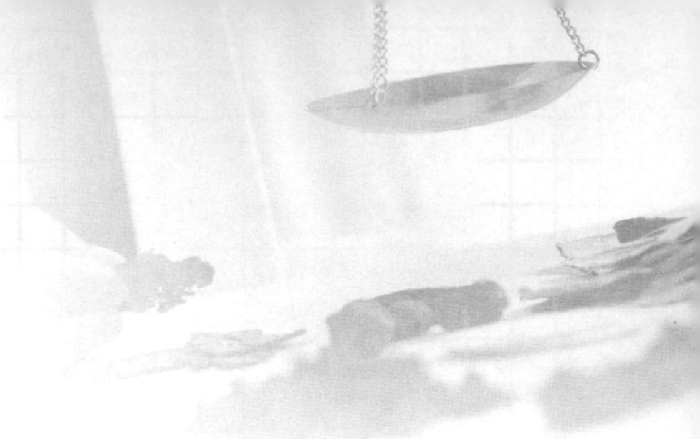

因此只要能將含有食材美味及營養的精華成分，也就是泡沫，留下來繼續加熱調理，一定能完成充滿天然美味的料理。

而放入羅漢果顆粒來調理，將更能鎖住這些營養精華。

目前大多數料理方法，都是將食材煮到營養已流失的狀態，像是將富含營養精華的湯汁丟棄，或是將汁液中的泡沫撈起，如此一來將使食材的滋味大打折扣，所以才需要加入像醬油、味淋、砂糖等，味道濃厚的調味料來提味。

有許多不喜歡蔬菜或魚的人，是因為討厭調味料的味道，但自從吃過加了羅漢果顆粒的料理後，也開始喜歡上這些料理。這是因為羅漢果顆粒與人工調味料不同，它是天然的物質，能引出食材本身的滋味與營養，又能使將食材煮到入口即化，不論是討厭蔬菜的小朋友或是老年人都能吃得很盡興。

使用羅漢果顆粒調味最重要的意義在於，能將我們身體所需要的天然營養成分以最棒的滋味留住，它能補充現代人們平日攝取不足的

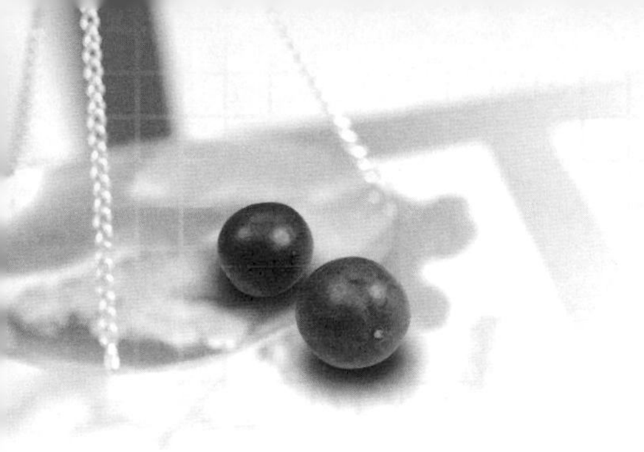

營養素，提高人們自身的免疫力與自然治癒力，進而找回健康的身心。

職業廚師也在使用羅漢果顆粒

●經專業認可的羅漢果顆粒

當我在診療院裡看到來自全國各地的患者們，不論小孩或老人都是一副身心俱疲的模樣時，我心裡只想著「希望能透過飲食的喜悅，讓他們恢復健康並找回生命的喜悅與生氣」。而為我實現這種願望的食品，便是純度百分之九十八的羅漢果顆粒。

我並沒有透過任何電視媒體的宣傳，而是在自己舉辦的料理講習會中告訴大家羅漢果顆粒的好處，後來在大家口耳相傳之下羅漢果顆粒風靡全國，也因此誕生這本書。

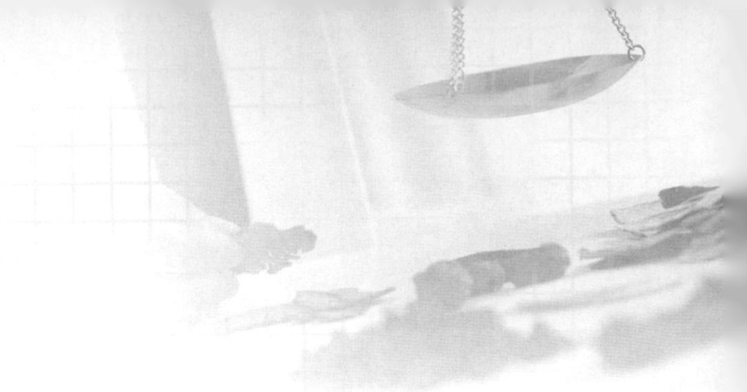

其中幫我大力宣傳的，便是許多家庭主婦們。因為羅漢果顆粒，使她們家裡不論是患有糖尿病的丈夫或是有過敏體質的小孩，身體狀況都變得更好，於是便到處宣傳羅漢果顆粒的好處，今天羅漢果顆粒能夠蔚為風潮，主婦們可說功不可沒。

此外還有一群為羅漢果顆粒大力宣傳的人，就是職業廚師。他們不停追求新的材料及調理法藉此磨練自己的手藝，希望能在競爭激烈的業界中走出自己的一片天。

而嘗試過羅漢果顆粒的職業廚師們，憑著他們過於常人的味覺，馬上就發現眼前的羅漢果顆粒是不可多得的寶物。

手藝愈高的廚師，對材料的挑選愈是計較，只要能在不損食材自然風味的狀況下做出料理，就愈能證明自己的真工夫，但現在只要用羅漢果顆粒，這種想引出食材自然風味的過程相對就簡單許多。

許多廚師都反應：「自從開始使用羅漢果顆粒後，客人大概比以前增加了三成。」味覺是不會說謊的，料理的好壞由顧客人數多寡就

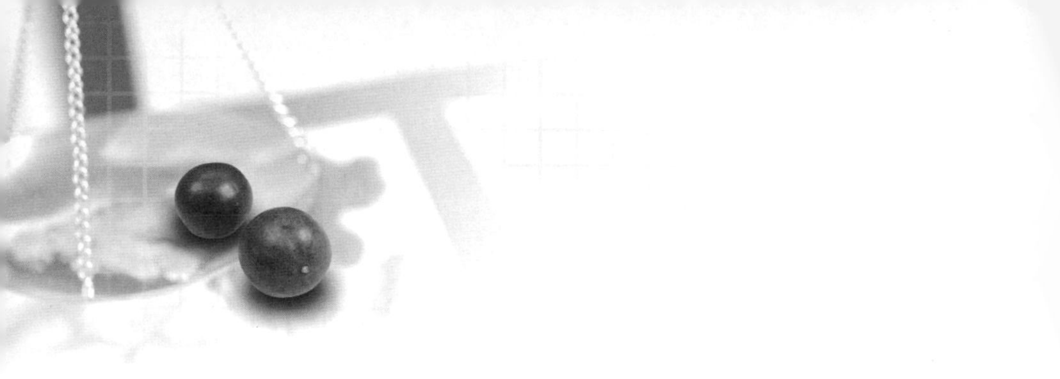

可以知道。

從經營面來看，使用羅漢果顆粒也能節省經費支出。例如在拉麵店中因為煮麵的時間變短了，所以即使到中午用餐的尖峰時段也能有效率的煮麵，銷售額自然能因此提高，有時需要用雞骨或豬骨來熬煮高湯或是製作叉燒時，也只需平常三分之一的時間就能完成，因此每天花在水電瓦斯的費用也只剩下平常的三分之一，這對職業廚師而言可說是最大的節約，還能用省下的金錢來購買更好的材料。

省去耗費時間的作業，不但能煮出漂亮的形狀，還能在不使用砂糖或味淋的情況下提出食材的真味，對職業廚師來說，像是將料理中不要的雜質去除，如果是在比較大型的餐廳，光是這樣的作業有時也需花費許多人事費用，若能節省這些支出也是一筆可觀的費用。

將食材用羅漢果水或羅漢果醬油浸泡，炒菜或燉煮料理時灑上一點羅漢果顆粒，或是當成天然的調味料來添加，進而引出料理的真味。對於第一線的職業廚師而言，無論是西式、日式或中式料理，都

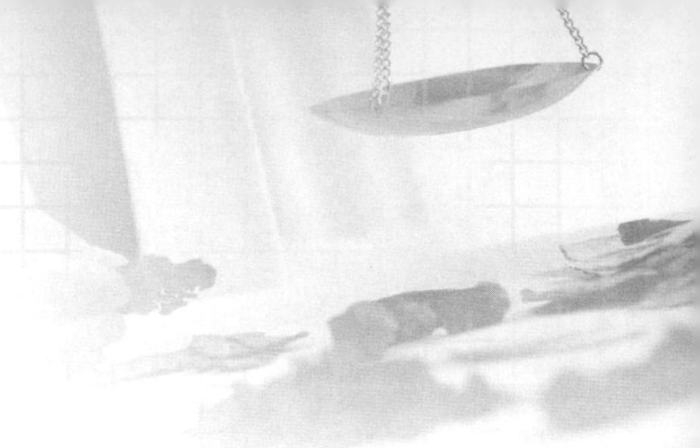

能運用羅漢果顆粒來挑戰全新的口味。在同業口耳相傳下，現在已成為一股料理界的新風潮。

接著將為各位讀者介紹一位使用羅漢果顆粒的職業廚師。

●將天然的味道應用在料理上

棚橋敏成先生（三十八歲）目前以廚師的身分活躍於觀光地區的中華料理店。

每逢春秋之季，總會有大批觀光客造訪，不但可以悠閒的觀賞美麗的花卉，還能泡泡溫泉，此外還能到棚橋敏成先生的店裡享受美味的料理。

棚橋敏成先生是在西元一九九八年到這個中華料理店服務，在這之前是在飯店工作，以前當學徒時主要以四川料理為主。

就像中華料理中「醫食同源」的觀念一樣，人應該是為健康而攝取飲食，平日不足的營養要從食物中補充，過剩的營養也藉由飲食排

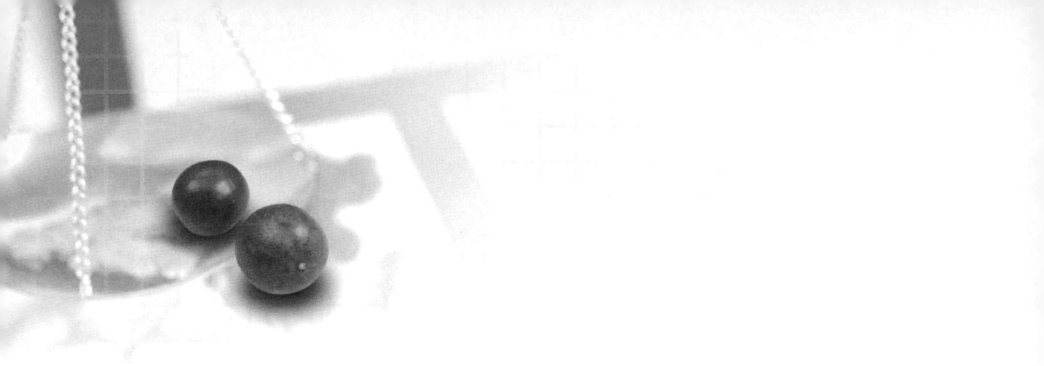

出體外，這也是「藥膳料理」的基本觀念，而這樣的觀念正起源於中華料理。

十分認同這種觀念的棚橋敏成先生，也以「料理是為了人類健康」這種觀念為依歸，至今仍持續鑽研四川料理的精髓。

針對棚橋敏成先生所堅持的天然食材，他作了以下的論述：「現代人因為工作繁忙，離自然已經愈來愈遠，每天過著緊張的生活，連放鬆的時間都沒有。若談到現代的飲食，裡頭盡是化學調味料或防腐劑、人工甜味料、色素等，有時候甚至還殘留農藥。天然食品對現代人而言，說它是一種奢侈品其實也並不為過，這種情況下造成的結果就如大家所見，現代人已經跟自然完全脫節。

現在的小孩子也是只吃漢堡跟薯條，一直到長大可能還不知道什麼是天然的滋味，愈來愈多綠地變成高樓大廈，生活周遭幾乎完全感覺不到自然，這不是我在懷念過去，而是某些地方上已經發生很大的變化。

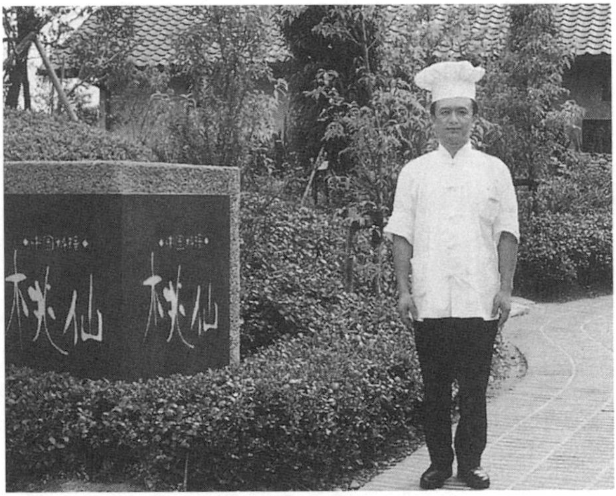

致力於製作美味健康料理的棚橋先生

但我不認為自然會被完全取代。就像再棒的人工造景也比不上天然的美景，自然界的感動不是人工所能創造的，化學物質固然方便，但畢竟是死的材料。我也能理解為何大量使用化學調味料的中華料理評價會不好，因為人工物質過於氾濫，已使我們失去重要的自然資產，結果就是賠上現代人的身心健康。」

基於這樣的想法，棚橋敏成先生一定會為食用者著

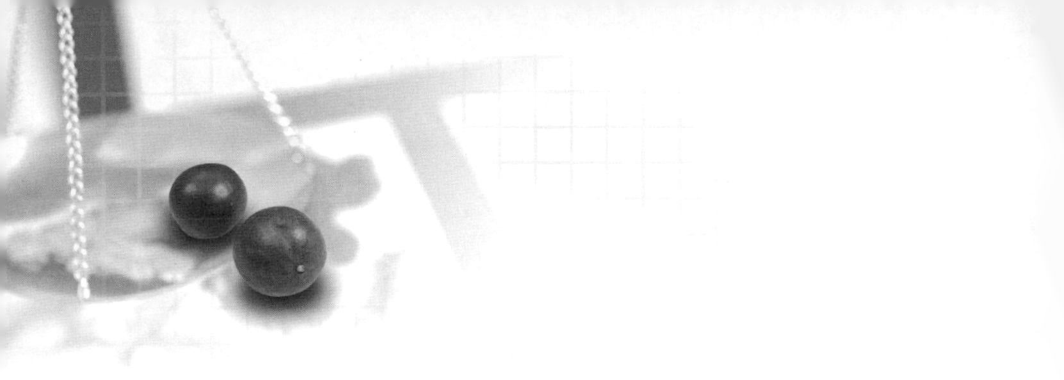

想，選用無農藥蔬菜或取自海洋深層水製成的天然鹽等天然食材來製作料理。

對堅持自然食材無可取代的棚橋敏成先生而言，羅漢果顆粒已成為他製作料理時不可或缺的重要材料了。

●享用清爽的中華料理

棚橋敏成先生從西元二〇〇〇年開始使用羅漢果顆粒，為了確認是否適合在店裡使用，便親自下廚嘗試，後來發現羅漢果顆粒確實能讓煮過的食材形狀不至潰散，還有提味、縮短調理時間等優點，於是便介紹給同事們使用，現在羅漢果顆粒已是店裡不可或缺的調味料之一。

棚橋敏成先生表示：「我覺得羅漢果顆粒最棒的優點在於能把料理的口味變得清淡，各位可以在家裡嘗試看看，你會發現羅漢果和油脂十分相合。

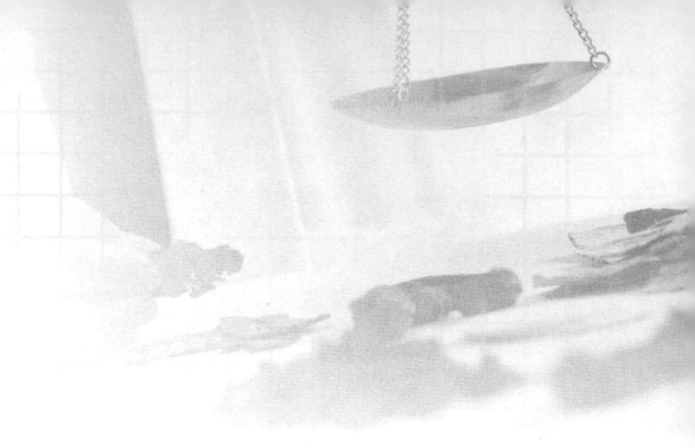

中華料理中有一道叫「魚翅羹」的料理，一般廣式煮法是以清淡為主，但以四川口味來調理就會變得相當油膩，有時還要搭配調味用的辛香料後才能食用，但只要加入羅漢果顆粒味道就會變得清爽，也能嚐到魚翅的新鮮美味。

如果仔細觀察這些在中華料理店點合菜來吃的饕客們，就能發現他們喝水次數相當頻繁，有喝酒的人更是杯不離手，不論啤酒還是紹興都是一杯接一杯，這是因為合菜料理過於油膩，食用者容易感到喉嚨乾渴。

但只要在合菜料理中加入羅漢果顆粒，就會發現食客們不再卯起來喝水，即使是老年人也能開心的享用到最後一道菜，腸胃不好的人餐後也不會再鬧肚子。

這對於店家可說是一大利多，不但能留給客人美味料理的好印象，餐後的舒適感及滿足感更是使客人再度光臨的動力，這一切都是羅漢果顆粒的功勞。」

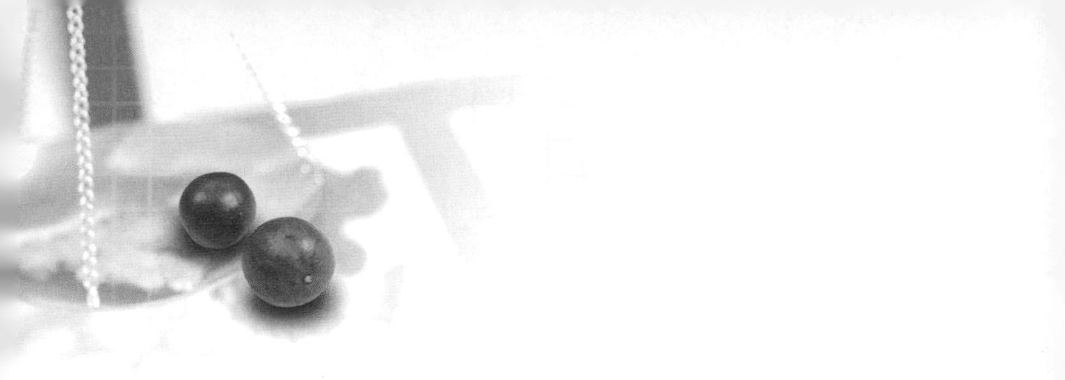

從棚橋敏成先生這番話，可以體會到他的料理不只是顧及顧客的味覺，連顧客的身體健康都一併考慮到。

●做出超越職業廚師的口味

我本身也品嘗過棚橋敏成先生的手藝，可說是無可挑剔。在這裡要特別感謝他願意在餐會時接受我的訪問，從他的料理中可以感覺到，除了羅漢果顆粒外，他本身的手藝也相當精湛。

棚橋敏成先生表示，自從使用羅漢果顆粒後，自己的手藝及料理的味道的確起了些微變化。

「我十八歲時進入料理界，有位朋友從那時開始就一直品嘗我的料理，從我還不能獨當一面到現在主持這家店，他都經常光顧，所以我想比起任何同事，他應該是最熟悉我的料理味道的人了。

前幾天那位朋友和家人一起到我店裡吃飯，吃著吃著他突然說：

『怎麼味道有點不一樣？感覺更清爽、更好吃，你又有什麼新發現

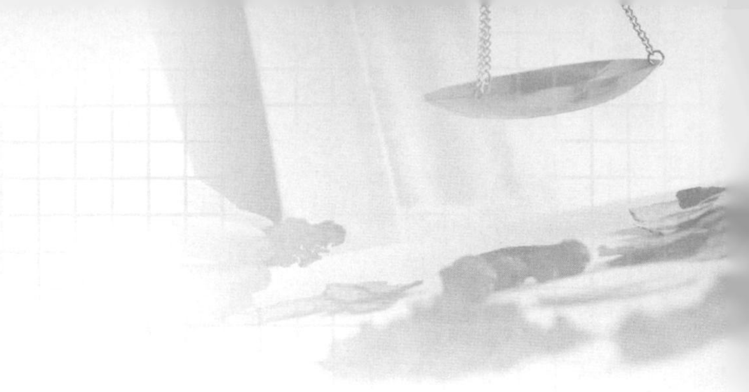

吧？』我便將羅漢果顆粒的事告訴他，他聽說在家裡也能輕鬆使用後躍躍欲試，便帶了一點回去。

後來那位朋友告訴我：『真的不管吃得再油膩都不會覺得口渴了。』」

中式合菜料理食用後會覺得喉嚨乾渴，被認為是油膩的菜餚使胃酸分泌過多所致，而其中砂糖不自然的甜味過於厚重被認為是主要因素。

一般白砂糖是由甘蔗等天然植物提煉出蔗糖後，再添加化學物質精製而成，像這樣的精製物質並非天然產物，所以一吃進胃裡，很容易引起過敏，而吃了以大量白砂糖製作的甜食後，胃裡的消化功能變差，就會想喝水，像這樣的過敏反應稱為身體不自然的防衛功能，容易造成身體疲勞，消耗過多的能量。

而使用羅漢果顆粒的料理不論吃得再多，胃腸仍然清爽舒適，當然也不會覺得口渴，這是因為羅漢果顆粒是天然的甜味，而以羅漢果

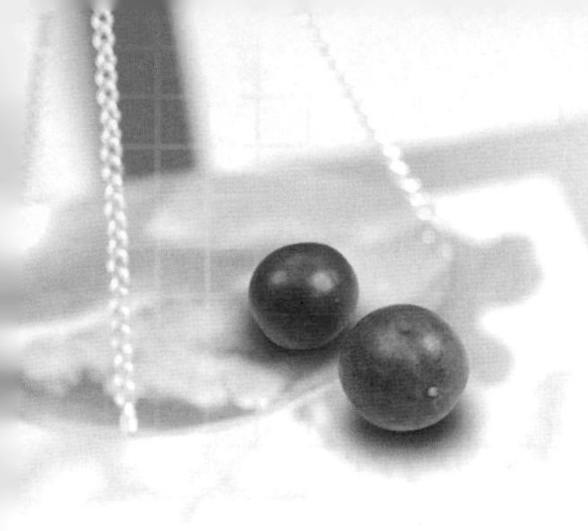

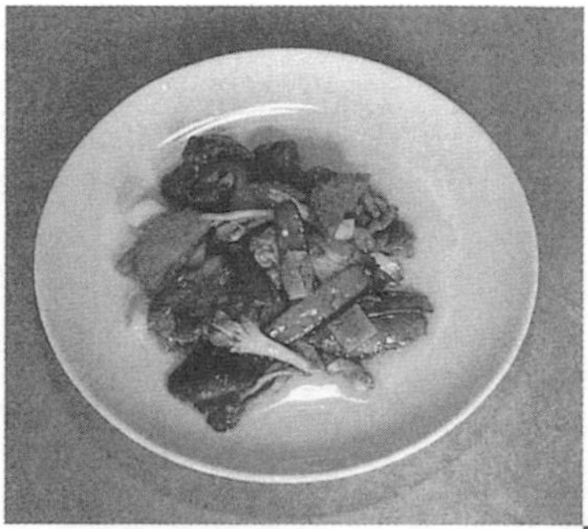

入口即化的「蠔油炒牛肉」

味道清爽的
「羅漢果冰淇淋」

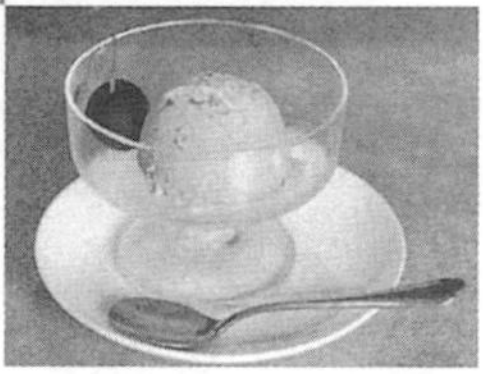

棚橋先生使用羅漢果顆粒
作出兼具美味健康的料理

顆粒提味後的料理，也是以最原始的自然風味來呈現的緣故。

身體也會因為胃腸所吸收消化的是天然食物，減輕消化器官的負擔，這也是羅漢果顆粒能治療便祕的原因之一。

●快餐店也在使用羅漢果顆粒

其實還有很多像棚橋敏成先生一樣，為了理想而努力追求更好食材的人。

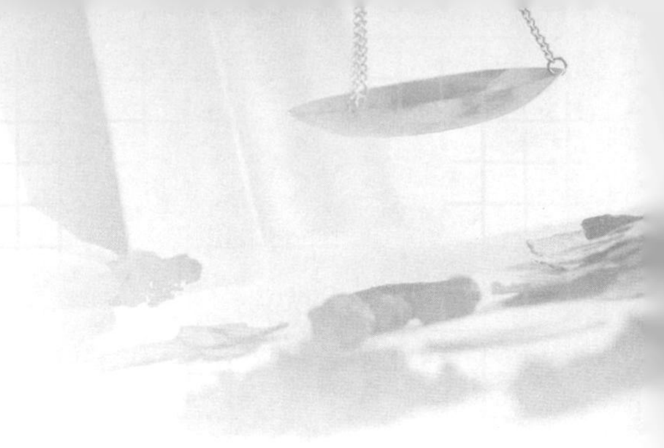

而使用方便，能夠提升料理美味，又能節省開銷的羅漢果顆粒，目前已經成為許多料理界人士競相追逐的食材了。

現在因為通貨緊縮，就連快餐店也受到物價波動的影響，以外食族為主要客源的快餐店，必須從商品的「質」來作根本改進，否則面對現在愈來愈講究品質的消費者，未來有可能面臨被淘汰的命運。

羅漢果顆粒由於能提出食物自然的風味，對健康不但有幫助，也相當經濟實惠，因此受到許多快餐業者歡迎。

不論是調理前的準備或是烹調中都能使用，因此不論中式、日式或是西式料理，甚至是燒肉店、麵包店，可運用的範圍及料理都相當廣泛。

只有羅漢果顆粒能夠運用在各種料理上而不會互相衝突，這也是羅漢果顆粒的特色。

棚橋敏成先生也說過：「不論是糖尿等需要控制飲食的患者或是一般人，現代的外食都不太健康，主要還是因為人工添加物太多。快

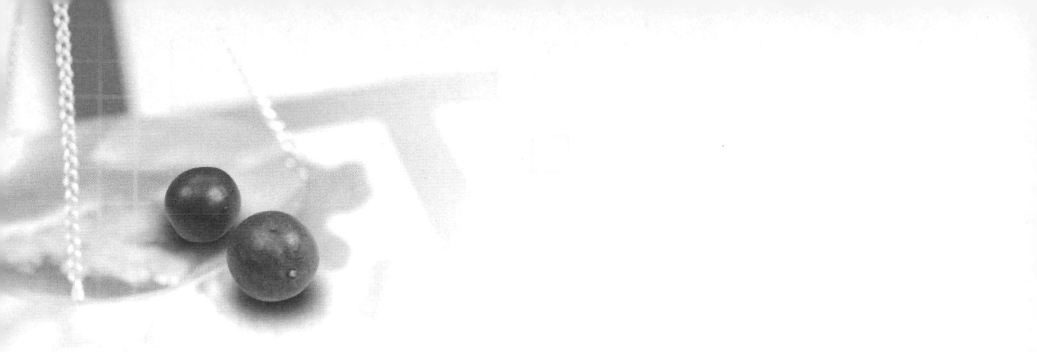

餐店要在有限的預算中提供天然又價廉的料理，的確是有點困難，不過如果使用羅漢果顆粒，就能在不超出預算的情況下做出美味的料理。

不論家庭、麵店還是快餐店，我希望全國的餐飲店都能試試羅漢果顆粒的效用。如此一來，外食族無論到哪裡都能吃到天然而且健康的食品。

我想，即使是糖尿病患者，心裡也一定很想吃到甜食，如果麵包店或糕餅店都能研發出將羅漢果顆粒運用在各種甜食產品的技術，那一定是糖尿病患者一大福音。」

現在羅漢果顆粒在許多料理界仍持續受到矚目，相信今後會吸引更多店家加入羅漢果顆粒的行列。

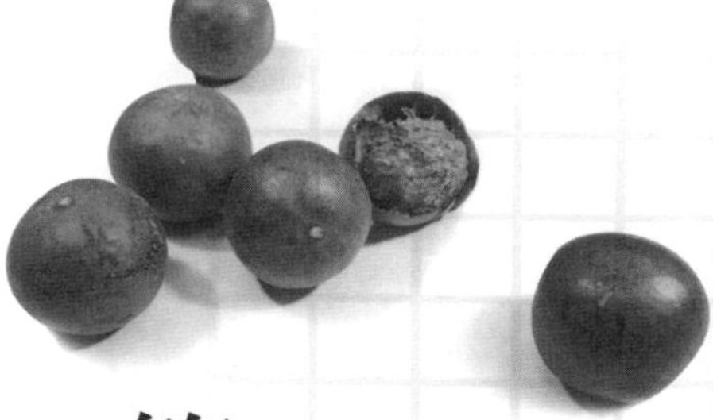

第四章

活用羅漢果顆粒的創意料理

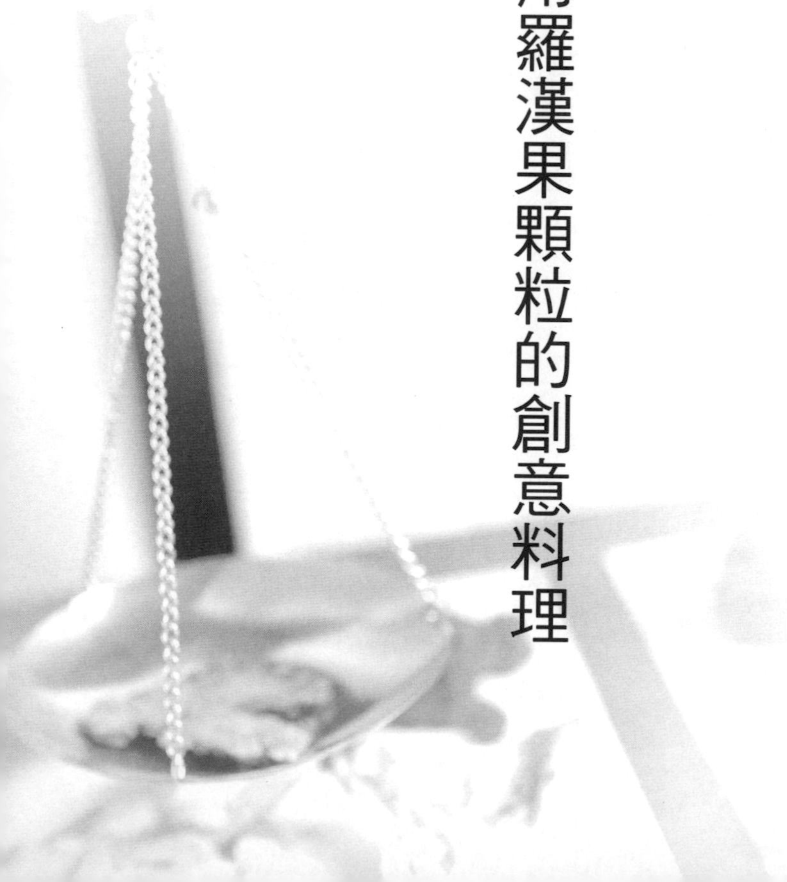

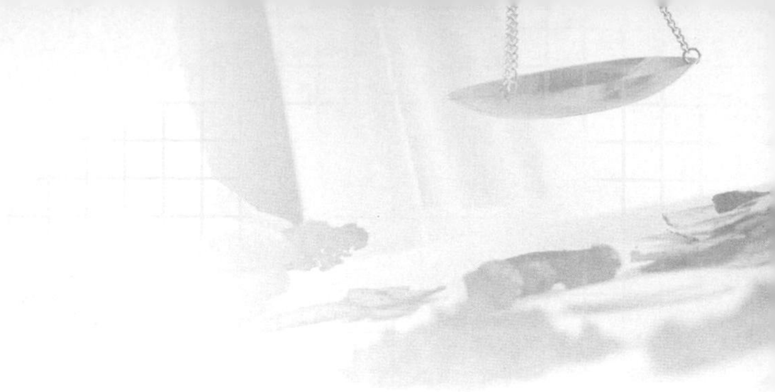

羅漢果顆粒私房菜單

奶油青菜沙拉當早點

顏太太（三十八歲）

●雖然從前就有用羅漢果的習慣

我從好幾年前就開始使用羅漢果萃取液，因為聽說砂糖攝取過多對身體不好，便在喝咖啡和紅茶時用羅漢果來代替砂糖。

但不知道是不是那時的羅漢果純度不夠高，總覺得用起來效果並不是很好，不過因為比砂糖熱量低，對健康也比較好，所以還是一直使用到現在，但是對於它的療效就不再抱那麼大的期待了。

有次在朋友們的閒談中聽到她們說：「妳也在喝羅漢果啊！效果

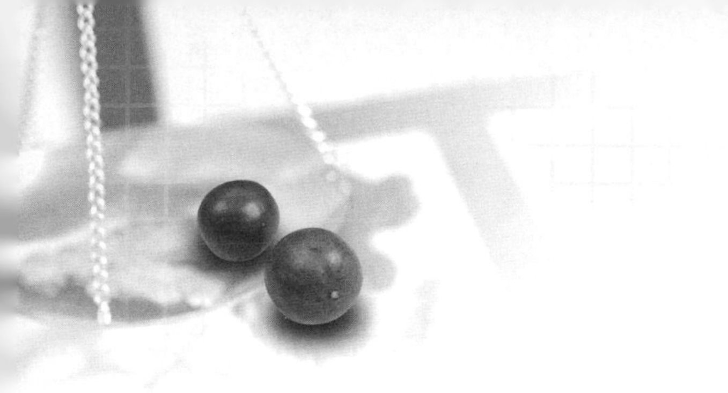

不錯吧！可以讓肌膚看起來更年輕滋潤。之前我先生血糖值已經高到被醫生警告要注意糖尿病了，可是喝了羅漢果後血糖值馬上恢復正常。我還聽說除了糖尿病，羅漢果還可以預防像癌症和過敏等，因為活性氧造成的疾病呢！現在已經是我家不可缺少的寶物了。」

聽著朋友們妳一言我一語說個不停，我還是有點半信半疑，心想羅漢果真的有這麼神奇嗎？但最後還是抱著嘗試的心態向朋友打聽：「妳們說的是哪種羅漢果啊？我現在雖然也在用，感覺不過就是甜罷了，喝了身體也沒有比較健康啊！」

「我們說的是要用熱水沖泡後飲用的羅漢果顆粒，它的純度非常高，羅漢果成分高達百分之九十八，像這種天然食品純度一定要高，吃起來才會有效。一個月的份量大概一千元，下次我幫妳買，妳先用用看吧！」朋友笑著說。

「那就麻煩妳囉。」我點點頭。

●貧血症狀消失了

於是我便開始改用朋友推薦的羅漢果顆粒，才發現它果然跟羅漢果濃縮萃取液完全不同。

我的家族中並沒有因為特殊疾病而困擾的人，所以我最先感受到的，就是朋友說的「活化肌膚」的效果，它真的能讓妳的肌膚彷彿回到年輕時吹彈可破的狀態。

由於我本身養育四個小孩，最大的不過十歲，最小的才兩歲，甚至還在喝母奶，加上近來生理期出血量增多，常會出現貧血的症狀，但是開始飲用羅漢果茶一週左右，貧血症狀就改善不少，連我自己都嚇了一跳。後來也聽說有朋友使用羅漢果顆粒治好花粉症，也有朋友的父親靠羅漢果顆粒治好糖尿病。

其實我原先只是為了不讓小孩攝取過多砂糖而改用羅漢果顆粒，後來不但肌膚變得漂亮，連貧血也治好了，真的是意想不到的大收

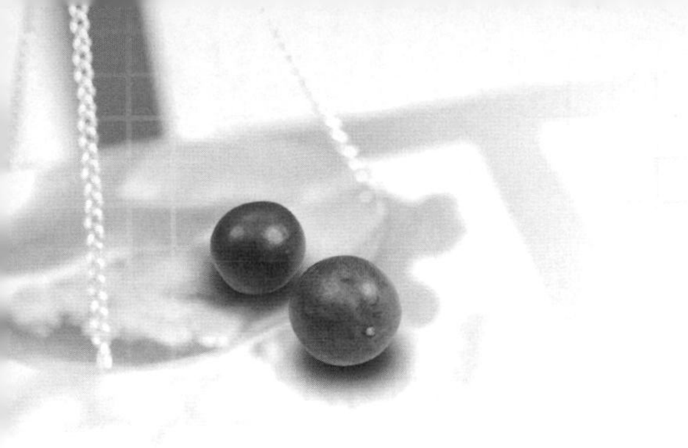

穫。

我平日就非常注意不讓孩子們攝取過量的糖分，雖然不到完全禁止的地步，但我絕不會買市售的糖果餅乾給孩子吃，孩子們也不太會吵著要吃，但小孩子畢竟還是離不開甜食，所以我儘量用羅漢果顆粒在家裡自製甜點或料理，希望能讓小孩子多攝取一些對健康有益的食物。

●美味早點——奶油青菜沙拉

如果要來道簡單又健康的早餐，我會推薦大家「奶油青菜沙拉」這道料理。在我家作這道料理時最受歡迎的蔬菜是南瓜，不過用紅蘿蔔或芋頭也是不錯的選擇。

作法相當簡單，先將蔬菜洗乾淨後切成適當的大小，再蒸到完全鬆軟後搗碎，最後再放入羅漢果顆粒和打到發泡的生奶油，均勻攪拌後就大功告成，份量可隨自己喜好調整。

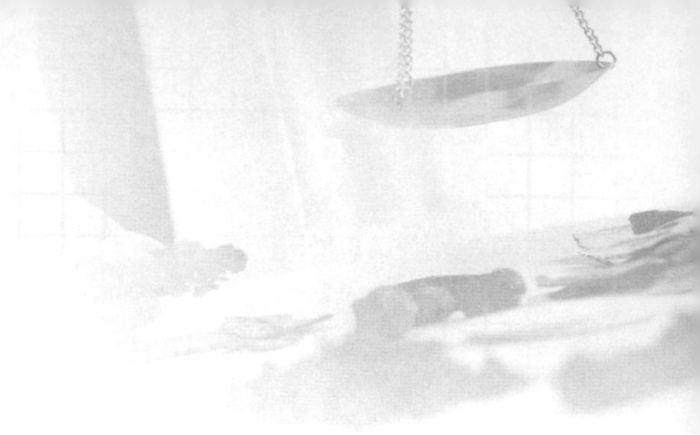

完成的沙拉可以塗在土司上食用，也可以夾在餅乾中間，就成了營養滿分的零食。

蒸過的蔬菜可以讓我們攝取到維生素、礦物質、食物纖維等營養素，又因為含有碳水化合物和羅漢果的糖分，足夠提供我們早上所需的能量。這道料理不需將蔬菜去皮，只要將整顆完整的蔬菜直接放入壓力鍋即可，即使在忙碌的早晨也可以輕鬆完成。

我先生雖然不喜歡南瓜，對這道料理卻情有獨鍾。有些南瓜料理只要加上羅漢果顆粒和少許的鹽來調味，他就會一邊說，這就是自然的風味，一邊開心的把料理一掃而空。

用羅漢果顆粒和醬油所煮出來的料理雖然也有媽媽的味道，但我覺得光用水和一大匙羅漢果顆粒，就足以做出充滿南瓜天然風味的料理。

剛開始還有點擔心孩子們能不能接受過於清淡的甜味，但實際讓他們吃過後，才發現比起一般調味料，他們似乎更喜歡這樣清爽的天

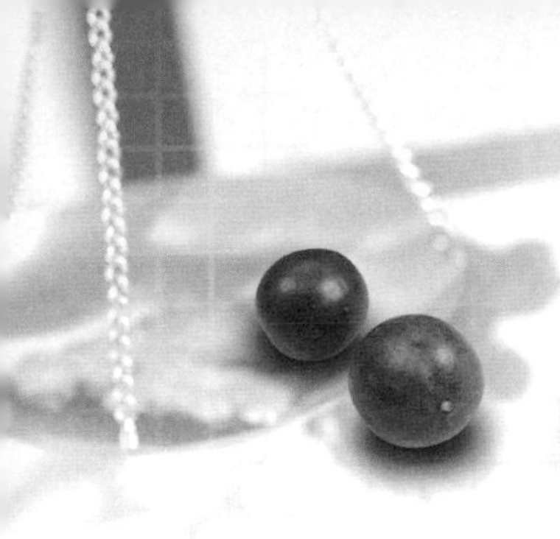

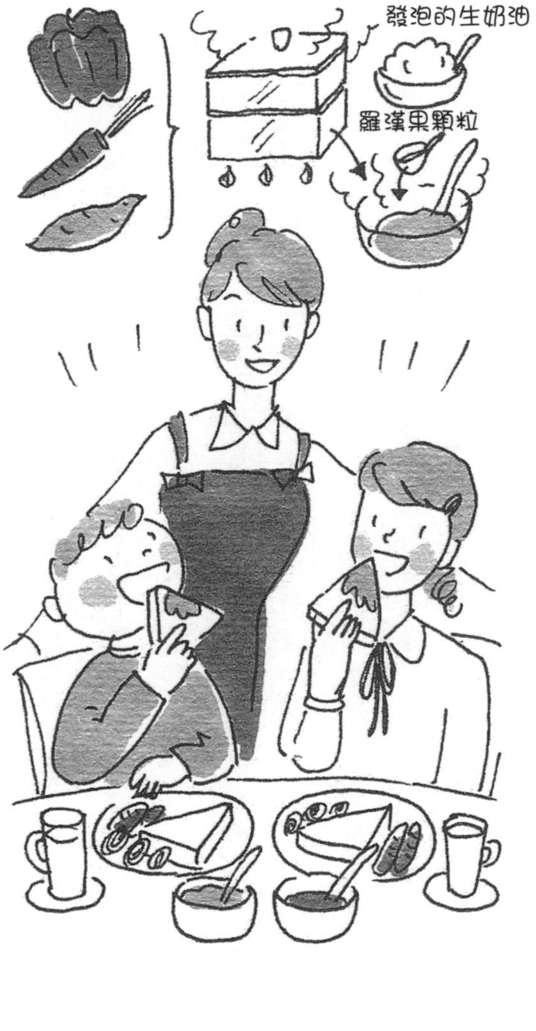
發泡的生奶油
羅漢果顆粒

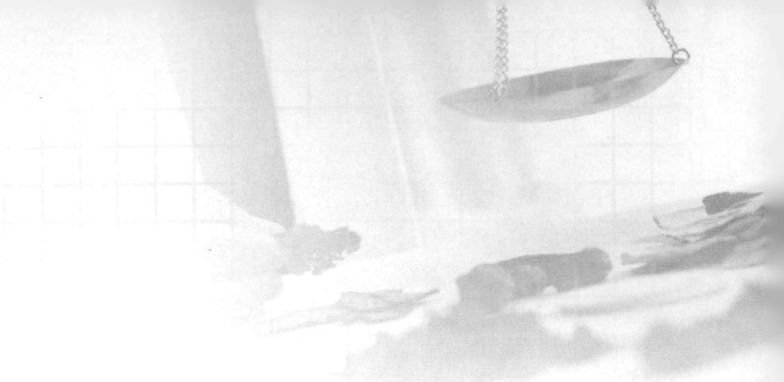

然滋味。

煮豆子只要加入羅漢果顆粒，同樣也能煮的又快又好吃，像是煮紅豆時，即使沒有事先泡水泡上一晚，大約煮上一小時三十分還是能煮的十分鬆軟。紅豆煮好時如果不加砂糖就會變硬，所以一開始就先放入羅漢果顆粒，這樣不但能省掉去除泡沫的手續，也能在很短的時間內煮好。

光用熱水沖泡的羅漢果茶也相當好喝，只要在咖啡杯中放四茶匙的羅漢果顆粒，再加入熱開水即成。

小孩子們特別喜歡加了羅漢果顆粒的牛奶，喝起來有點像是咖啡牛奶的味道，但香濃的味道和甜味有過之而無不及，我自己也相當喜歡。

●孩子成長過程中不可缺少羅漢果顆粒

只要讓孩子習慣羅漢果顆粒的天然滋味，他們便不會想再吃其他

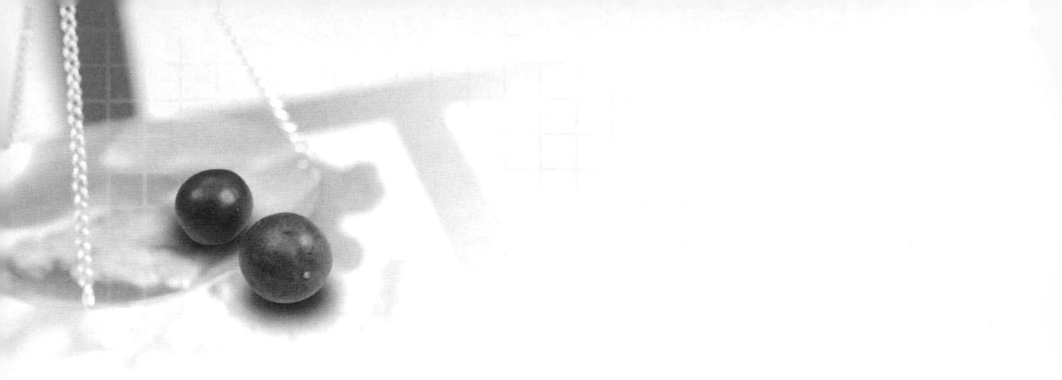

的零食或飲料了。

偶爾口渴時會很想來罐果汁，但又不喜歡那甜膩的味道，所以常常只喝一點就不喝了。

如果每天都吃砂糖，就很容易習慣它的味道，變成每天都會想吃到砂糖的甜味。

雖然沒有到藥物中毒那麼嚴重，但只要吃不到砂糖的甜味就會變得沒精神，這種現象在現代的孩童間可說是屢見不鮮。

現代人對於飲食大多抱著「能便宜方便解決就好」，現在職業婦女增多，雖然她們大多能夠兼顧家庭與工作，但我覺得身為母親還是應該儘量陪伴孩子，尤其要注意孩子的飲食習慣，這才是最自然的育兒之道。

若孩子能在這樣的環境下成長，我相信不但能夠增進孩子的健康，也能培養孩子完整的心智發展。

在現代這種工商社會中，要讓孩子體會到自然的味道並不容易，

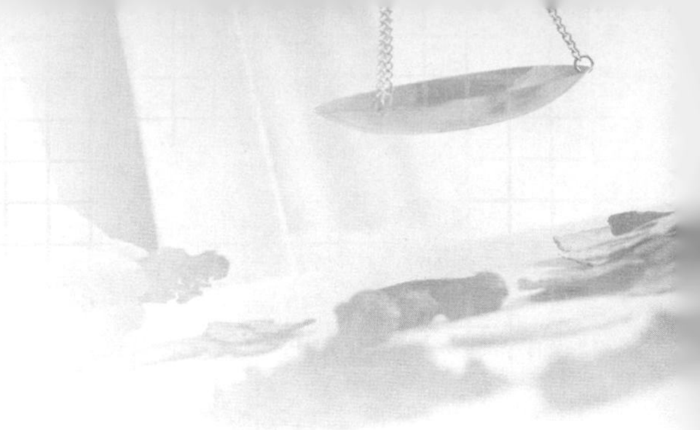

自從有了羅漢果顆粒以後，就再也不會那麼困難了。這種加了羅漢果顆粒的美味料理，一定要推薦給所有媽媽們嘗試。

◎治療食慾不振及畏寒症的薑飯

田太太（四十三歲）

●可應用在各種料理上

我以前曾經向醫師請教過許多關於健康方面的問題，並參加羅漢果顆粒的烹飪教室，現在我已經能將羅漢果顆粒作各種不同的運用。

在開始飲用羅漢果茶之前，我不但有手腳冰冷的毛病，還有頭痛、肩膀酸痛、生理不順等症狀，可說是半個病人，後來從醫師那裡聽取許多建議。

透過醫師的推薦，我開始飲用加了銀杏萃取物的羅漢果茶，此外

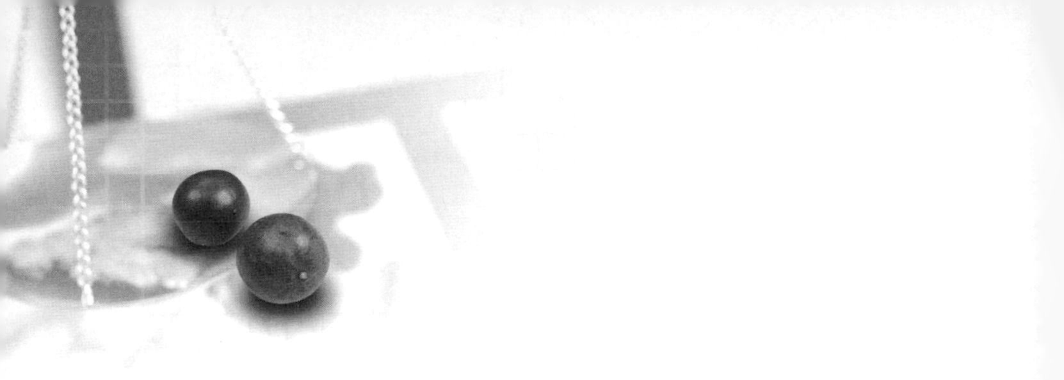

我也喜歡把羅漢果顆粒加到優格中享用，加到牛奶裡味道也很棒。

我也將羅漢果顆粒運用在料理上，像是煮紅豆時，原本浸上一晚的水還不一定能煮到鬆軟的紅豆，但只要放入羅漢果顆粒一起煮，不論哪種豆類都能煮到又鬆又軟，美味備增。

其他像是馬鈴薯或南瓜等根莖類，羅漢果顆粒都能提出這些食材的真正味道使其更加美味。自從有了羅漢果顆粒後，我也更喜歡下廚享受做菜的樂趣。

以前我煮南瓜時都是使用砂糖和醬油等調味料，現在只要一點點羅漢果顆粒，就能提出南瓜的甜味。不論日式、西式還是中式料理，都可以跟羅漢果顆粒有良好的互補性。

甚至像是漢堡肉或泡芙等，也能藉由羅漢果顆粒變得更好吃，尤其是肉類料理，只要加上羅漢果顆粒，肉的滋味就能變得滑嫩爽口又不油膩。

夏天要吃燙毛豆或水煮玉米時，在水裡放點羅漢果顆粒，吃起來

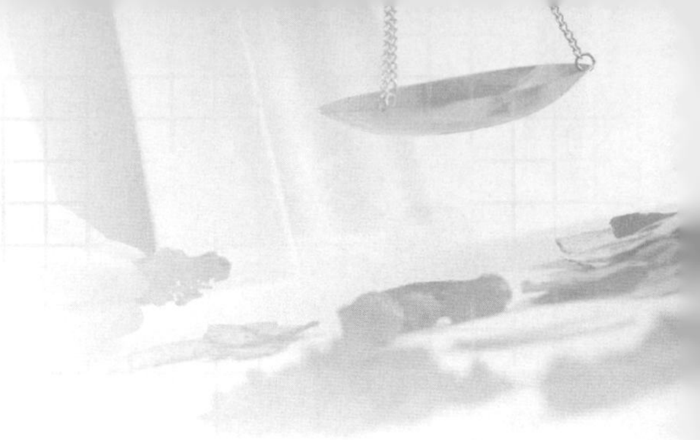

更有味道。

今年我首度嘗試做羅漢果梅酒。漬酒的過程約需五十天左右，雖然已經差不多完成了，但我想梅酒應該愈陳愈香，所以決定抱著期待的心情，再等一段時間。

●要預防中暑或治療畏寒就來碗薑飯

今年的夏天非常熱，有許多朋友都受不了酷熱的天氣而有中暑的症狀。但在我家，有個搭配羅漢果顆粒的料理，不但能預防中暑，還能使家中每個人都充滿活力，這個祕密就在於「薑飯」。

材料是糯米、白米、糙米各少許，加上切成細絲或是剛落芽的生薑與料理酒，再放入適量的羅漢果顆粒後炊煮。

夏天食慾不振，像是蕎麥麵或是烏龍麵等麵類常會取代米飯成為正餐。

當我身體狀況不好時，光是聞到煮飯的味道就會頭暈，但炊煮薑

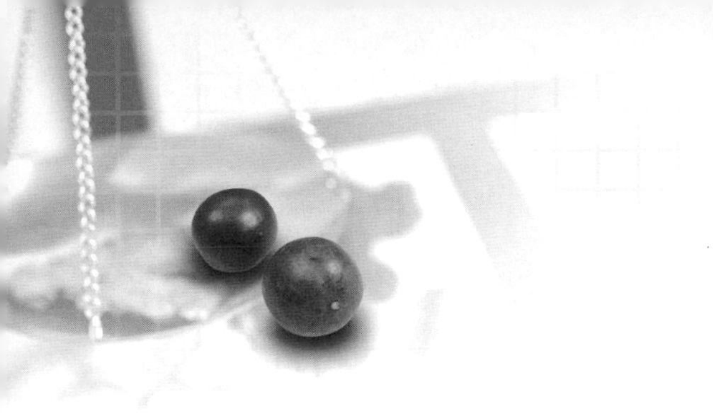

飯時所散發出來的香味聞起來不但舒服，還能提振食慾。

糯米和白米的比例可隨自己喜好改變，我是以糯米和白米一比三的比例炊煮，在白米中再混入少許糙米。

二杯米約加入一茶匙的羅漢果顆粒，生薑約一根，再配上少許料理酒就能煮出美味的薑飯，但是份量掌控仍需要多作嘗試，才能調配出自己最喜歡的比例。

嘗試也是一種樂趣。當初我也是因為喜歡生薑才會拿來加到飯裡。

鹽或醬油等調味料幾乎不需要，煮好的薑飯再配點小菜，就能夠品嘗到米飯純粹的美味。

現在薑飯是我家餐桌上的新寵，比起以前調味厚重的料理，薑飯清新的風味，就能讓孩子與先生高興到一碗接一碗吃著。

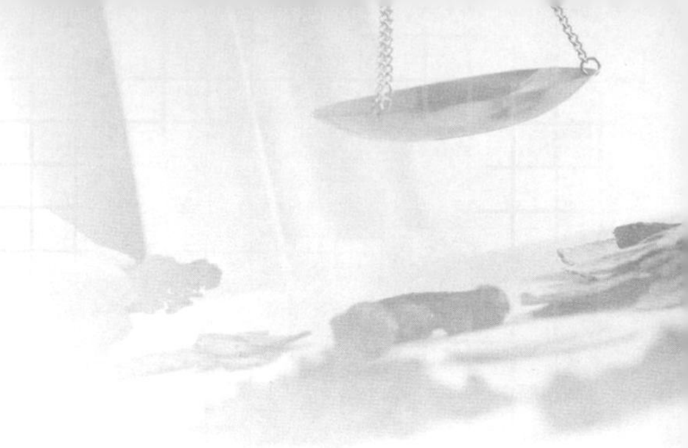

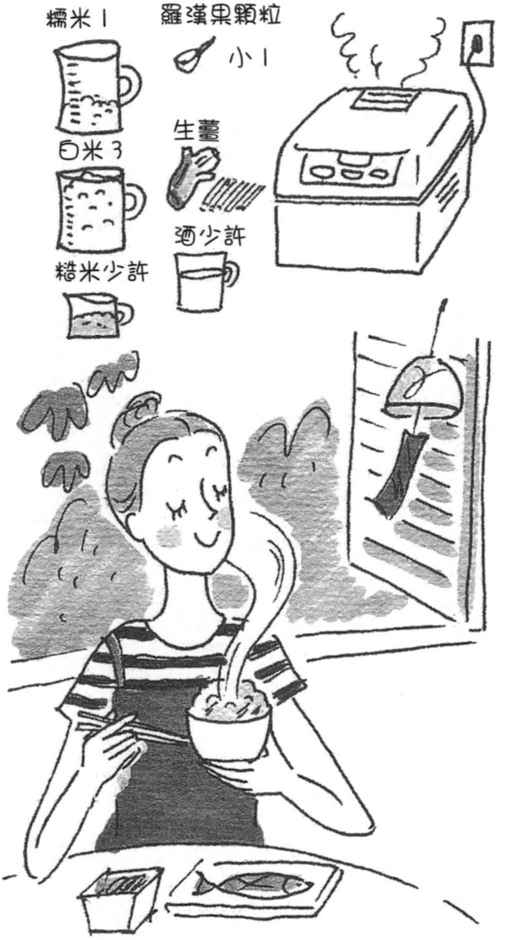
糯米 1
羅漢果顆粒
小 1
白米 3
生薑
酒少許
糙米少許

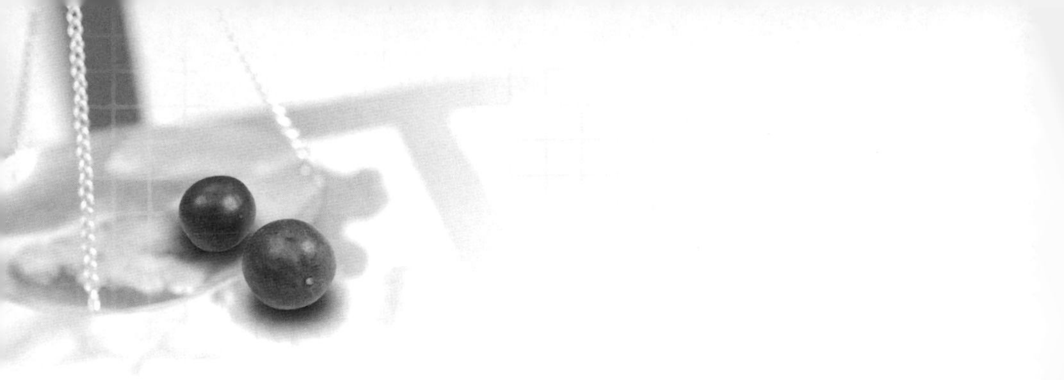

●許多症狀都不藥而癒

託羅漢果顆粒的福，我健康的度過這個酷暑。

在開始使用羅漢果顆粒前，原本容易畏寒的體質常感覺疲勞、頭痛、肩痛或腰痛。自從使用羅漢果顆粒後，身體開始感覺溫暖，許多症狀也都不藥而癒。

所以即使在炎熱的夏天裡，我還是持續喝著熱水沖泡的羅漢果茶。

雖然飲用量多少會作些調整，但不間斷的飲用讓我畏寒的症狀明顯改善不少。

從前只要待在冷氣房裡，我的腰部和手腳就很容易冰冷覺得不舒服，但今年這些症狀都消失了。恢復健康後，才發現長期困擾我的畏寒症狀，原來是如此嚴重的影響我的身體。

現在我們全家都是羅漢果顆粒的忠實愛用者。

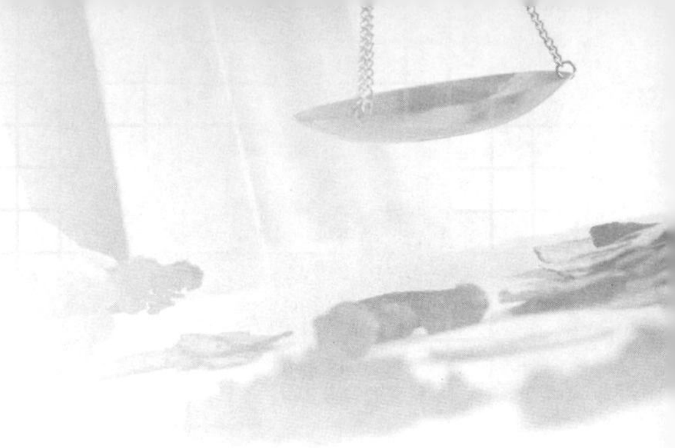

健康美味的羅漢果顆粒料理

用便宜的肉品作出美味的肉絲炒青菜

由於羅漢果顆粒含有優異的抗氧化作用，因此只要以羅漢果水或羅漢果醬油浸泡食材，即使經過調理的過程，食材的美味及營養成分仍不會流失，還可以讓食材組織柔軟，即使是便宜的肉品，也能搖身一變成為饕客們的最愛。

在這裡我以簡單的肉絲炒青菜為例，希望讀者們能多多嘗試將羅漢果顆粒運用在不同的料理上。

調味料的比重可隨個人喜好，口味即使清淡也是一種美味，這是一道可自由變換口味的料理。

〈作法〉

①將肉切成薄片，用羅漢果水浸泡。（若肉質過於堅硬則浸泡約一小

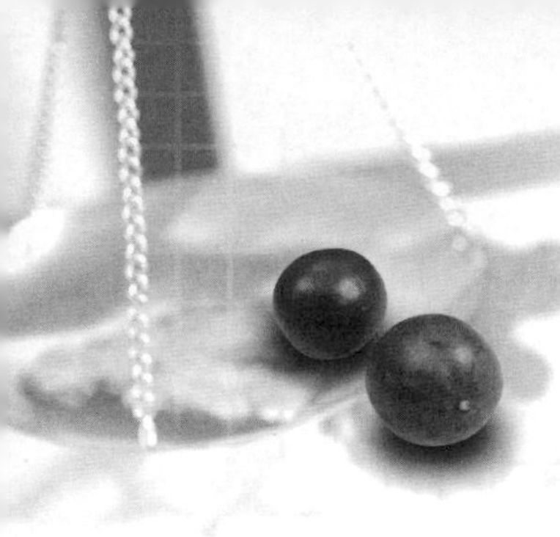

時）

②將肉取出並瀝乾，再灑上少許的鹽。（天然鹽為佳）

③將蛋打入碗中，加入醬油，用太白粉勾芡，及少許牡蠣醬汁後仔細攪拌。

④將肉放入③中，再放入適量蔬菜後以大火快炒。

含豐富膠原蛋白的健康滷肉

日本沖繩縣居民最愛的料理就是滷肉，不但在家就可製作，方法簡單又十分美味，加點羅漢果顆粒，不但能縮短滷的時間，還能作出柔軟且味道不輸廚師手藝的滷肉。

先不要將調理後的滷汁丟掉，將滷肉取出後，把剩下的滷汁裝起來放入冰箱裡。

大約經過二十分鐘，這些滷汁就會變成精製的豬油，裡頭不但含有豐富的膠原蛋白，還能再拿來使用在其他料理上。

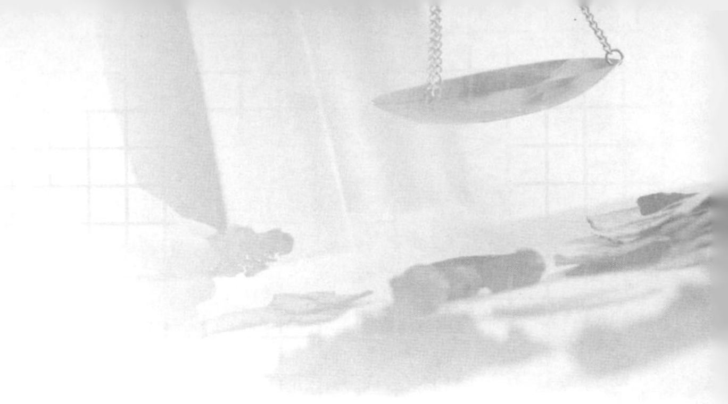

如果拿這些豬油炒飯，就能做出媲美餐廳廚師的口味，而且不會氧化的精製豬油也不會造成腸胃的負擔，甚至還能拿來當燙傷時用的急救藥品。

〈作法〉

①將肉塊放入鍋中，並加入適量的水。
②一百克的豬肉約搭配兩大茶匙的羅漢果顆粒。
③加入兩大茶匙醬油，味道濃淡可隨自己喜好。
④用中火慢煮，隨時注意並添加水分。
⑤泡沫最後會被羅漢果顆粒分解，故不需刻意撈除，約熬煮九十分鐘即可完成。

每天一杯羅漢果梅酒

自古以來，梅酒就被認為是健康藥酒相當受到歡迎。從藥膳學來看，梅酒對於慢性胃炎、消化不良、失眠、心臟病、哮喘、止咳化痰

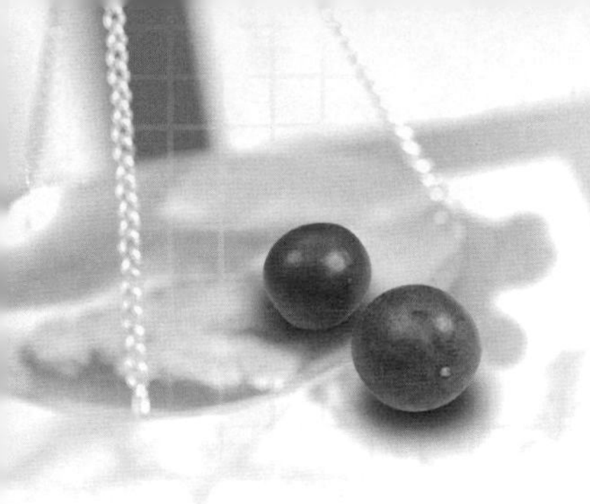

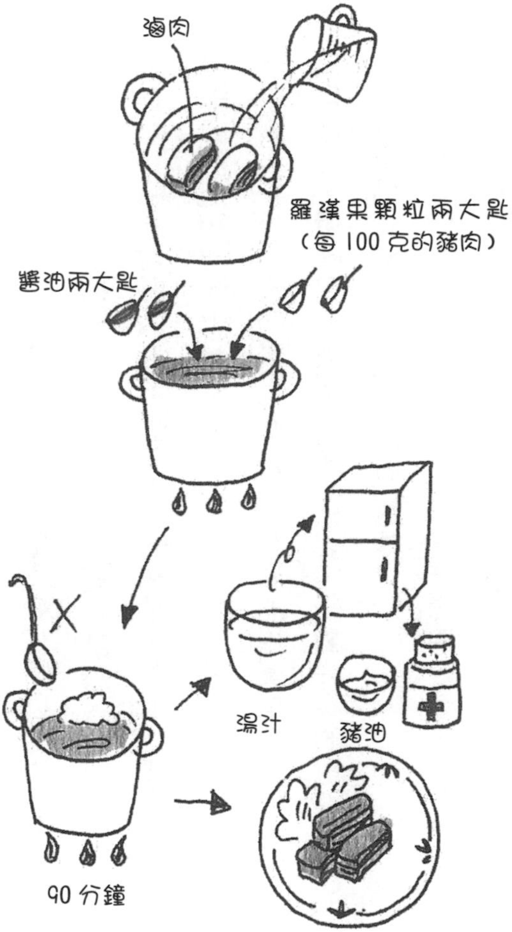
滷肉
羅漢果顆粒兩大匙
(每 100 克的豬肉)
醬油兩大匙
湯汁
豬油
90 分鐘

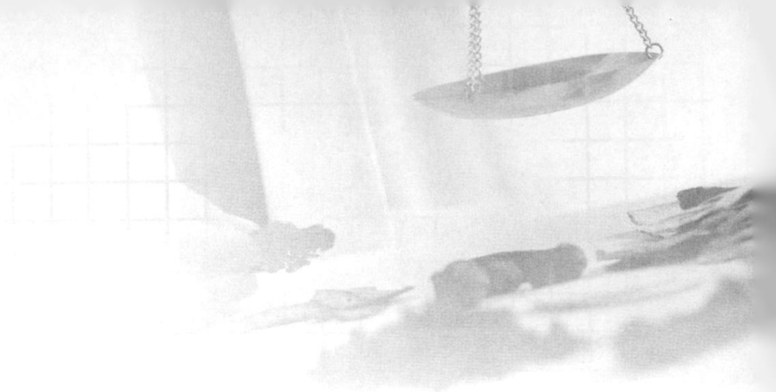

等疾病都相當有效。

此外梅酒含有燒酒的酒精成分（white liquor），能夠促進血液循環，對於畏寒、肩膀酸痛等症狀也有幫助。

酒精含量很高的白燒酒由於使用大量冰糖，所以飲用後血糖和血壓容易急速升高，對糖尿病患者而言並不適合飲用。

梅酒中的糖分對現代人來說是多餘的熱量，不但會使身體冷卻，還會導致血糖值和血壓上升。

在中國，許多高級的藥用酒中也都有添加羅漢果，不但可以防止梅子氧化作用，還能促進酒精代謝與分解，減輕肝臟的負擔。

放了羅漢果的藥酒也有減輕畏寒的效果。

羅漢果梅酒可以在家製作，不需去掉醃漬時的泡沫，大約放置五十天就能完成，也可以拿其他果實來嘗試看看。

〈作法〉

①材料比例為米酒一點八公升，梅子一公斤，羅漢果顆粒五百克。如

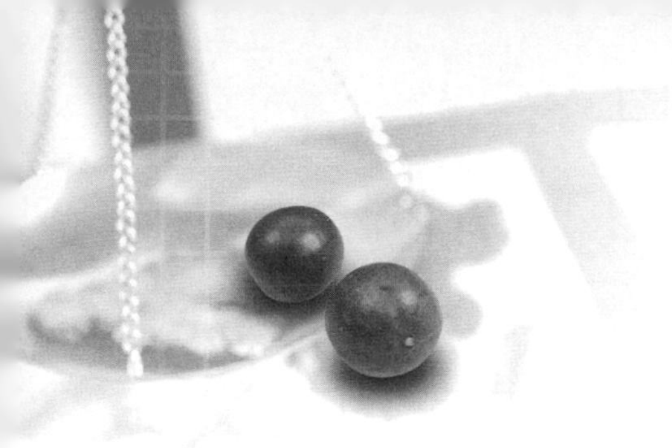

果不想太甜，就將羅漢果顆粒減為三百克左右，而想增加甜味，可以在飲用時再加點羅漢果顆粒。

②在四公升的空瓶中放入材料，稍微搖動使其混合，再放置於無日照處。剛開始每天需搖動瓶身，使梅子能夠與酒精充分混合，約五十天後就能飲用。

③二個月後需將梅子取出。

不含酒精的羅漢果梅子醋

許多人只要一喝酒，就會滿臉通紅，心跳速度也會急速上升。雖然酒精有程度上的差異，但連喝啤酒都會面紅耳赤的人，或許不太適合喝梅酒。

在這裡要推薦給想喝梅酒卻又不適合喝酒的朋友，這道不含酒精的羅漢果梅子醋，製作方法非常簡單，不妨在家與小朋友們一起試作看看。

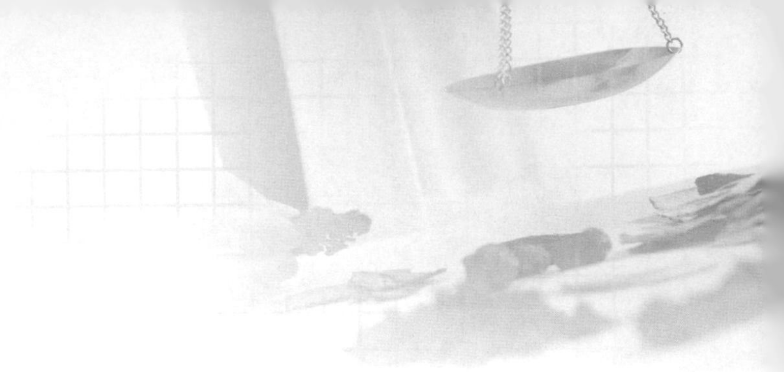

〈作法〉

①使用材料比例為梅子一公斤，食用醋九百毫升，羅漢果顆粒五百克。

②在四公升空瓶中放入梅子和羅漢果顆粒，之後再放醋，輕搖瓶身使其混合，再放置到無日照處。剛開始幾天需搖動瓶身，使梅子能夠充分與食用醋混合，約一個月後即可飲用。

③在盛夏時可用冰水，其他季節則用熱水稀釋後飲用，也可以用牛奶稀釋，就成了優格風味的飲料。

此外，作成果凍也相當受到小朋友的歡迎。

糖尿病患者也可以食用的羅漢果布丁

在第三章介紹過的職業廚師棚橋敏成先生，他研發的羅漢果布丁也是一道美味。

由於完全不使用砂糖及蛋，因此熱量相當低，即使是糖尿病患者

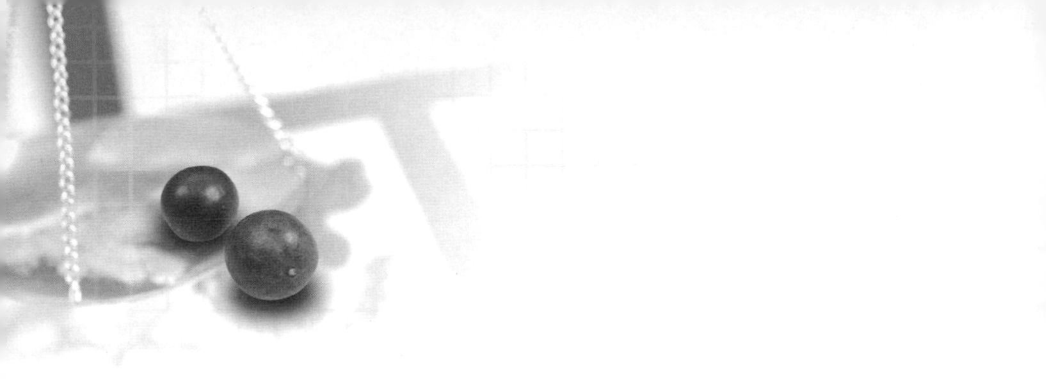

也可以放心食用。

〈作法〉（十人份）

材料：水六百六十cc、條狀洋菜五克、明膠片二分之一片、牛奶二百cc、煉乳一百七十克、羅漢果顆粒三十克。

①事先將洋菜和明膠片用水浸過。

②將六百六十cc的水煮沸，放入洋菜使其融化。

③關上火後將牛奶、煉乳、羅漢果顆粒依序放入②中攪拌，最後再加入明膠片一起融化。

④將③迅速注入容器內定型，並放入冰箱中。

⑤如果想吃甜一點，可添加羅漢果溶液。

※羅漢果溶液製作方法：水二百cc加上一百克的羅漢果顆粒，煮過後冷卻即成。

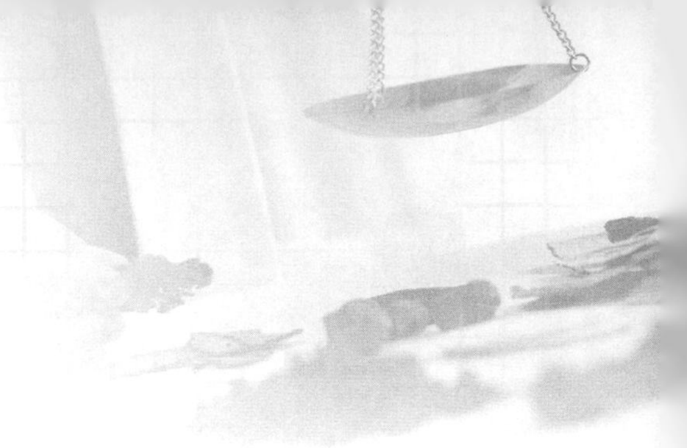

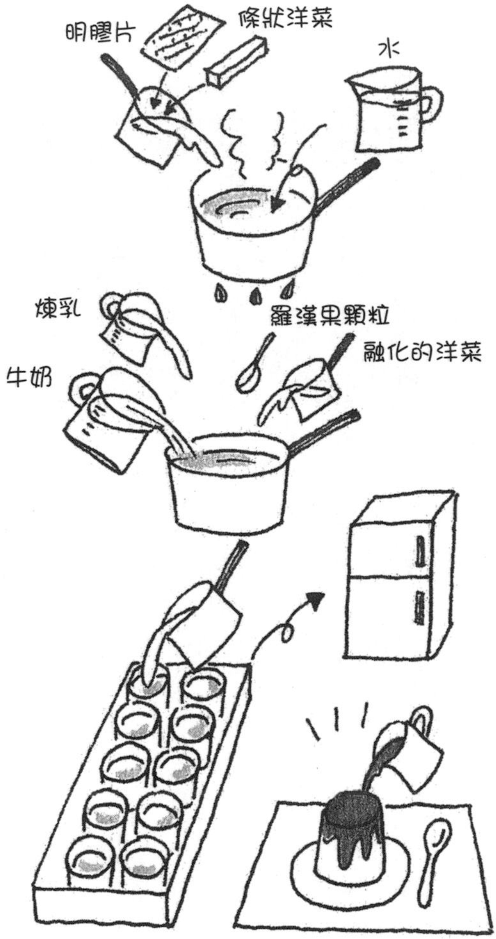
明膠片
條狀洋菜
水
煉乳
羅漢果顆粒
融化的洋菜
牛奶

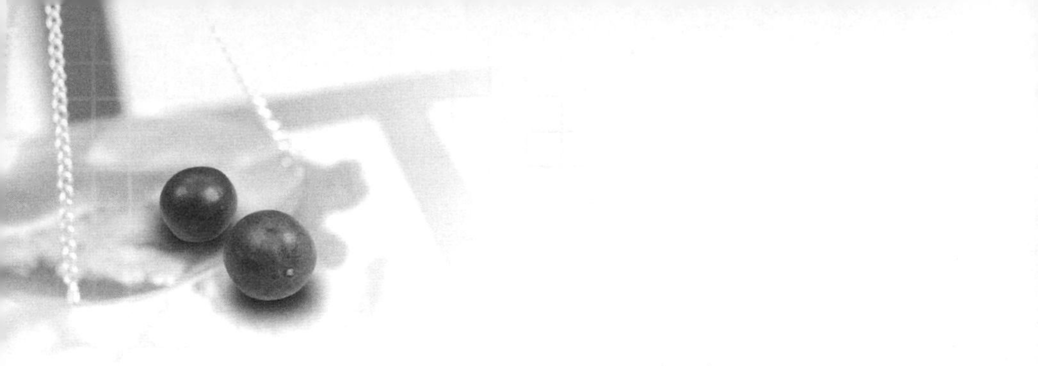

營養味美的蜆湯

加熱調理像貝類、蝦、花枝等海鮮類時，有時火侯的掌控很困難，一個不注意加熱過頭，食材就會變得又乾又硬，美味盡失。即使能在適當時機關火，若不馬上食用，也常會因餘熱而硬掉。

一般使用貝類、蝦、花枝等海鮮煮湯時，通常都只留下湯而不吃裡頭的料，其實湯裡的料才是最美味的，如果想要連湯帶料一起享用，火侯的掌握就非常重要。

就像將義大利麵醬用在魚貝類料理上時，能否確實發揮醬料的提味效果，關鍵就在於料理的時間長短。

這時候只要用一些羅漢果顆粒，不論加熱時間長短，都不會讓貝類的美味流失。

〈作法〉

①將少許羅漢果顆粒加入水中後加熱。

②將新鮮的蜆放入沸水中（可隨喜好添加少許薑絲）。

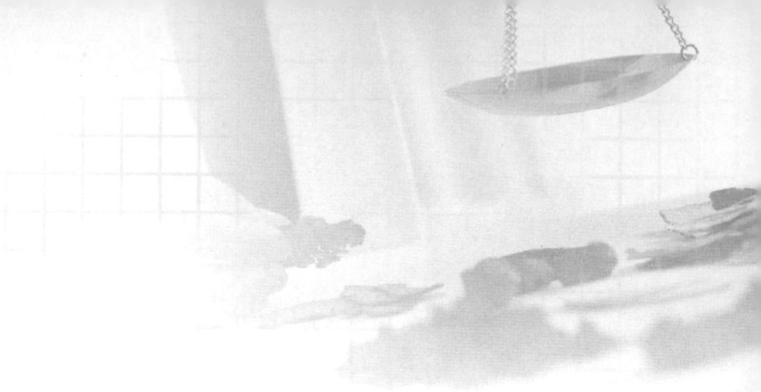

③當貝殼打開時稍微試試湯的味道，再視需要添加少許鹽。

④所有貝殼都打開後，再灑上一些蔥花。

※貝類原本就含有天然的鹽分，如果不浸水去鹽分，自然也不需要另外添加鹽分，不妨試著品嘗天然蜆的滋味。

不加鹽的羅漢果醃漬花枝

對糖尿病患者而言，不光是血糖值，血壓也必須特別注意。除了糖分外，鹽分的攝取也必須謹慎，有時大量流汗或是夏天待在冷氣房裡，都會消耗大量的鹽分。

而判斷自己的身體需要多少鹽分來作為攝取的基準是非常重要的。

使用羅漢果顆粒來醃漬花枝，不需另外加鹽，就能引出花枝原有的鹹味，比起用鹽直接醃漬的花枝，味道還要美味，不論是當作零嘴或是配飯吃都非常適合。

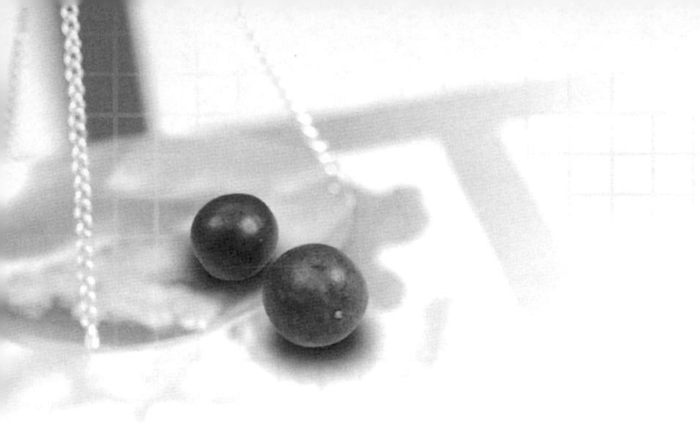

〈作法〉

①將新鮮的花枝洗淨去皮，再切成適合就口食用的塊狀。

②將切塊的花枝與洗淨的內臟一同放入密封容器中，再加入醬油和羅漢果顆粒後均勻混合。

③放著醃漬一晚即可。

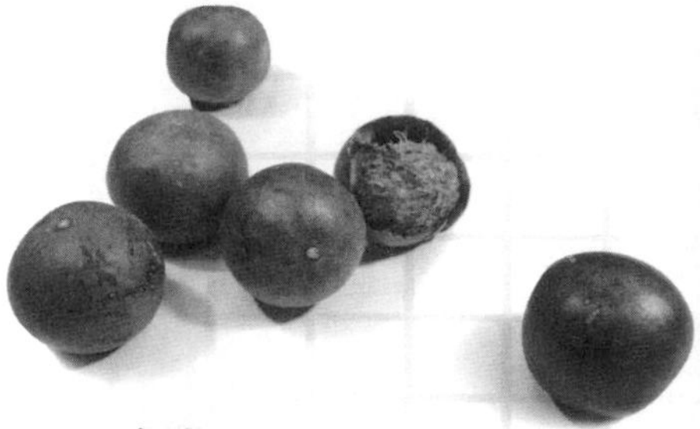

第五章

羅漢果顆粒治癒過敏的實證

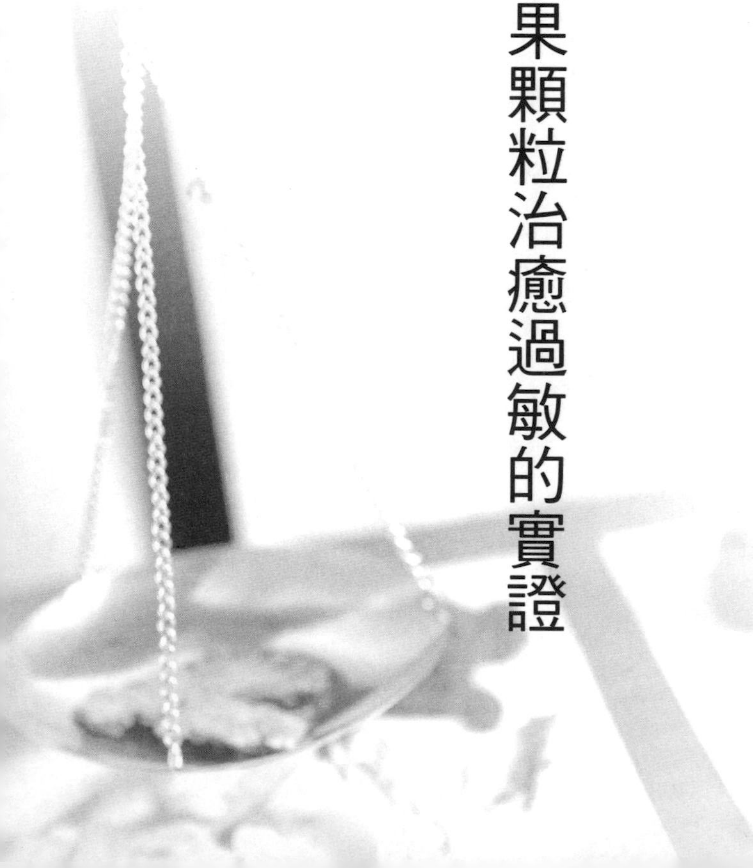

◎治好三個小孩的哮喘

謝太太（三十七歲）

●三個小孩同時在三歲時發病

大約三年前，在我居住的地方舉辦羅漢果顆粒講習會，正好附近鄰居邀我一起去，於是我便參加了講習會。

現在回想起來，那次的講習會可說是我們全家人健康與幸福的契機。

我家三個小孩都患有哮喘，現在分別就讀小學二年級、四年級、六年級，卻同時在三歲時發病，一直到現在都還是因哮喘而相當痛苦。

老大快週歲時得了過敏性皮膚炎，從臉到脖子的皮膚都變得紅

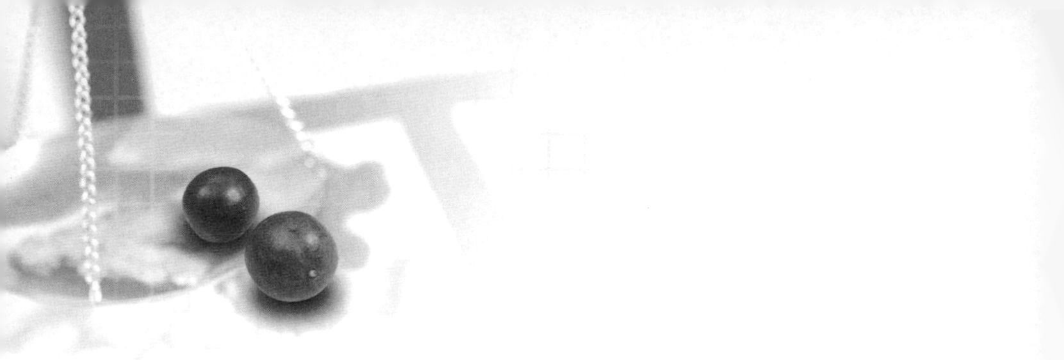

腫，而且因為很癢一直哭個不停。

當時老大剛斷奶沒多久，我擔心是因為食物而引起過敏，便帶他到醫院檢查。

結果醫生說：「在升上幼稚園之前，最好都不要吃蛋。」因此之後二年，我就將蛋從小孩的食物中完全剔除。

但有些場合實在很難完全避免，像許多加工食品，如小孩最喜歡吃的蛋糕幾乎都含有蛋，所以他吃麵包時只能吃土司，也不能吃加了蛋的油炸食品。

雖然在進幼稚園前似乎已經沒問題了，但小孩卻因為長期被限制不能吃蛋，心裡面對蛋產生排斥感，一直到現在都還是不喜歡吃蛋。我這才發現受飲食限制的人所承受的壓力是旁人無法想像的。

後來老大可以吃蛋後，就像跟過敏症狀賽跑一樣，不久就開始出現哮喘。

雖然老二跟老三沒有過敏症狀，卻在三歲時同時出現哮喘症狀。

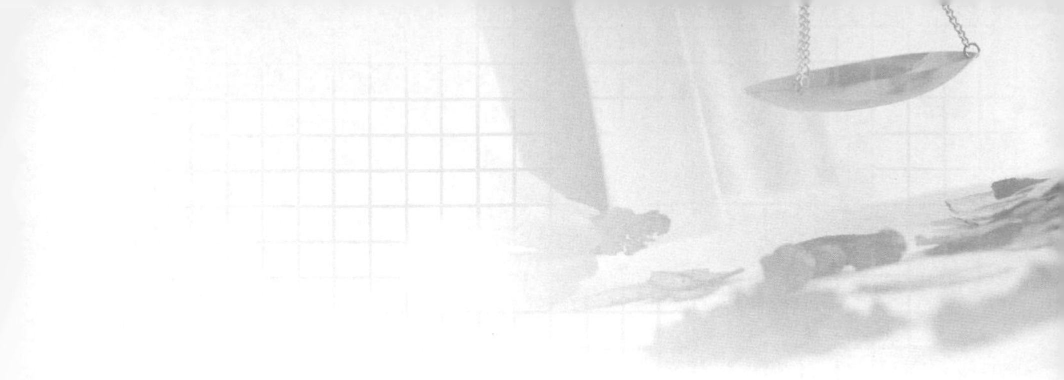

●發作時相當可怕的哮喘

哮喘對病患而言是相當痛苦的，一發病就會處在無法呼吸的恐懼下，周遭的親人也必須隨時注意病人的情況，雖然現在已稍微習慣，但必須長時間的看護確實是種煎熬。

如果是在半夜發作，甚至有可能導致死亡，所以我一直都相當擔心，當情況非常嚴重時，就必須開車載孩子去掛夜間急診，通常得住院並吊上一週的點滴，當然學校方面也不得不請假。

像這樣臨時掛急診的情況，我每個小孩一年大約會有二～三次。加起來一年就得掛十次急診。

這之間不論是醫生開的處方或是聽說能改善哮喘的藥幾乎都嘗試過了，其中使用蜂膠錠的時間最長，但似乎還是看不出效果。

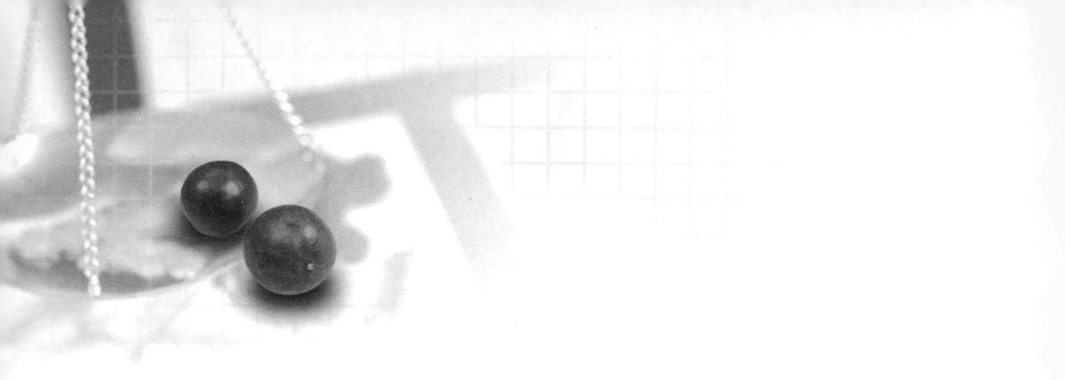

剛開始並不抱期待

當時的羅漢果顆粒講習會，介紹很多用羅漢果顆粒代替砂糖來做出美味料理的方法，雖然我對講習內容的期待不大，但一聽到羅漢果顆粒也能改善哮喘時，便迫不及待跑去買來嘗試。

我先買了三袋五百克裝的羅漢果顆粒。

使用方法是每次用三～四匙羅漢果顆粒用熱水沖泡後，每天約喝三次，因為孩子們在學校沒辦法喝，便改成早上、放學後以及睡前，這三個時段飲用。

雖然小孩子不習慣喝熱飲，但又甜又好喝的羅漢果茶還是很受孩子們的歡迎。

後來我也開始將羅漢果顆粒運用在料理上，結果三袋羅漢果顆粒不到一個月就用完了。因為孩子們很喜歡吃，價格又不貴，又再買了十袋。

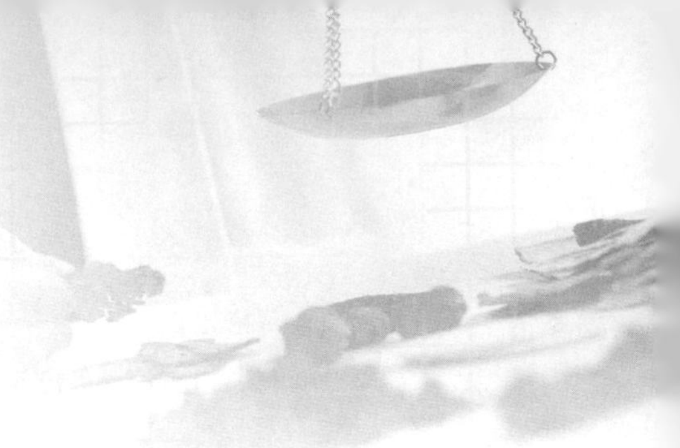

以前三個孩子中不管是誰哮喘快發作時，自己都會有感覺，但自從開始喝羅漢果茶後，就連發作前的徵兆都消失了，原本大約三個月就一定會發作的情況，現在已完全消失。

我想或許能趁這個機會治好孩子的哮喘，便聯絡當時在講習會中推薦羅漢果顆粒的醫師，希望他能為孩子們看診，之後我便帶著三個孩子前往醫師的診所。

●哮喘不再發作了

醫師除了為孩子們施行治療，也告訴我很多意見。臨走前，他給我這樣的建議：「看起來，羅漢果顆粒似乎挺有效的，不如趁此機會試試看停止用藥如何?試著減少用藥次數，慢慢習慣不依賴藥物是很重要的。」

但我仍不放心讓小孩子停止用藥，所以即使孩子們都很喜歡羅漢果顆粒，還是得繼續吃藥，因此我便讓小孩子一邊服用醫生所開的藥

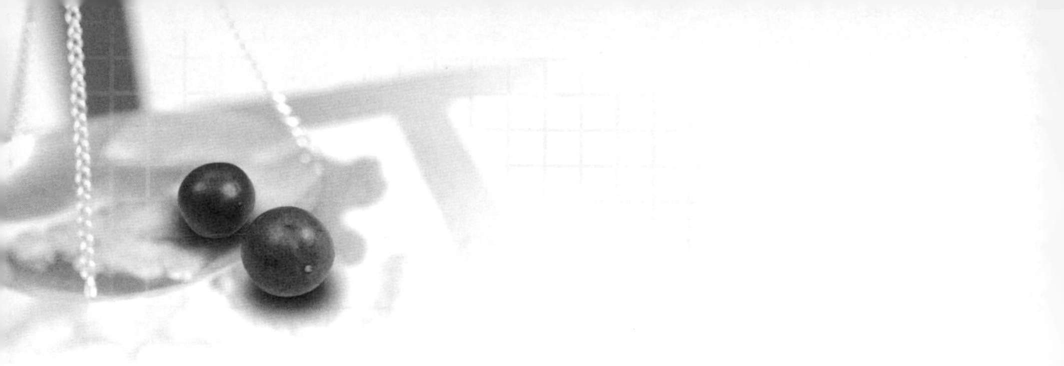

方，一邊喝著羅漢果茶。

使用羅漢果顆粒整整三年後，我意外發現至今不論吃哪種藥或是健康食品都無法根治的哮喘，在這三年間竟然一次都沒有再發作過。雖然半夜偶爾還是會咳嗽，但再也沒有嚴重到需要掛急診吊點滴的情況。

大約半年前診斷中，醫生說：「已經不會再有嚴重發作的現象了。」於是便停止拿藥，而孩子們自從使用羅漢果顆粒後，不但身體變得更健康，也幾乎沒有再得過感冒。

現在我們全家都在喝羅漢果茶。

在開始使用羅漢果顆粒前，家裡不論是作料理或是甜點用的調味料都是白砂糖，現在已全部改用羅漢果顆粒，而且運用的範圍更廣泛。

之前曾聽說過砂糖對身體不好，但因為用量不多，因此也不是那麼在意。但自從改用羅漢果顆粒後，的確感覺到身體變得更健康。這

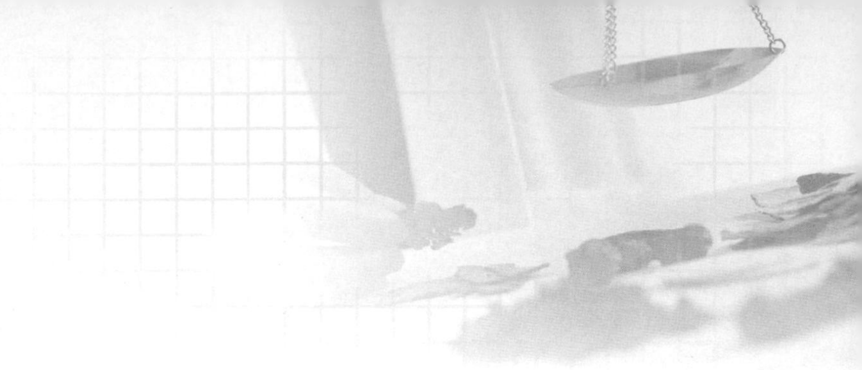

時候才發現，對於飲食即使是一點小細節都應該斤斤計較才對。

●改善全家人的體質

羅漢果顆粒的成效，在這裡還有一個實例。

我先生從年輕時就在打棒球，到現在身材仍維持得很好；加上又不太喝酒，因此幾乎不需要擔心他的健康。

但有一點我一直不太放心，就是每當他感冒時，就像是哮喘發作般劇烈咳嗽。醫生說：「有一點哮喘的症狀，孩子們的哮喘也許是父親遺傳的緣故。」

但自從開始用羅漢果茶以及改吃用羅漢果顆粒調味的料理後，他那像哮喘的劇烈咳嗽就沒再發作過。

雖然偶爾還是會感冒，但通常不會嚴重到需要看醫生，這應該也是多虧了羅漢果顆粒吧。

孩子們說：「哮喘真的很難過，簡直就像要死掉一樣，我絕對不

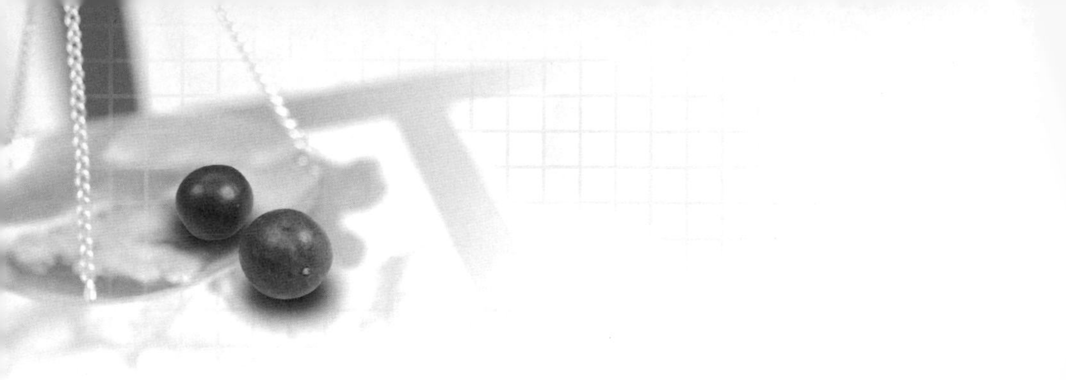

要再變成那樣。」自從看診回來後身體狀況就好了不少的孩子們，便開始把醫師當成偶像，每當身體有一點不舒服，即使在我看來沒什麼問題，大家還是會吵著要打電話給醫師，我想也許是孩子們都對自己的身體狀況變得很敏感的緣故。

去年九月，我生了第四個小孩，再過不久即將滿週歲了。因為擔心他的健康問題，於是便將孩子帶去給醫師看看。醫師檢查完後笑著說：「這個孩子還未出世時媽媽就在喝羅漢果茶，所以他的健康狀況非常棒，也沒有體質過敏。」

雖然我自己覺得不能太依賴羅漢果顆粒，但每次想到以前孩子們生病時照顧他們的辛勞，就會不自覺的想到羅漢果顆粒。我也曾經因為夏天手腳冰冷而備感困擾，現在也因羅漢果顆粒而改善了。

羅漢果顆粒已經是我們全家不可或缺的幫手，它使我的家庭充滿活力，我衷心感謝羅漢果顆粒。

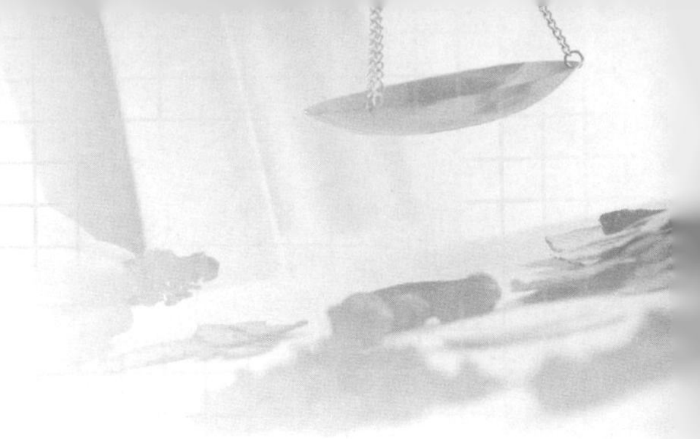

◎改善我和小孩的過敏性皮膚炎

王太太（三十八歲）

●兒子因過敏痛苦不堪

我和小學五年級的兒子曾經有一段時間為過敏性皮膚炎所苦，但自從使用羅漢果顆粒後便不藥而癒，在這裡我想向各位分享這中間的過程及羅漢果顆粒的好處。

兒子自從進幼稚園後就開始出現過敏性皮膚炎，從那之後就一直沒有痊癒。

雖然看過醫生，仍無法根治。一方面擔心長期服用類固醇會造成副作用或病情惡化，於是升上小學後便帶他去看中醫改用中藥治療。

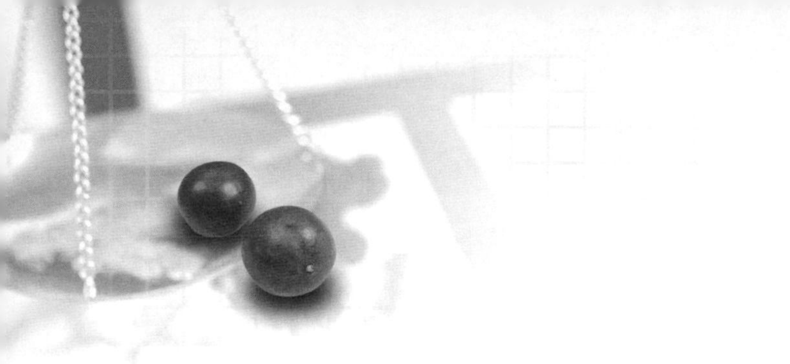

期間也嘗試過不少健康食品，像是綠藻、檸檬酸、ＤＨＡ、蜂膠等，但效果都不太好，兒子仍然每天為過敏所苦，就像生活在地獄一樣。

尤其到了悶熱的夏天，或是乾燥的冬天，症狀就會益發嚴重。

●我的皰疹也惡化成皮膚炎

麻煩的是，家裡並不只有兒子過敏。

兒子就讀小學二年級那年，我的身體也開始出現毛病，原本只是單純的皰疹，但因為沒有去醫院檢查，所以我也沒加以注意。

當時正逢假日教學醫院休診，於是我就到一般的區域醫院作檢查，後來被誤診為過敏性皮膚炎，不疑有他，開始擦起類固醇藥膏，結果惡化成皮膚炎擴散至全身，這時我才驚覺自己感染的是皰疹。

因為是休假日與家人一起出遊，在不知道自己得了皰疹的情況下牽了孩子的手，結果就將皰疹傳染給他。

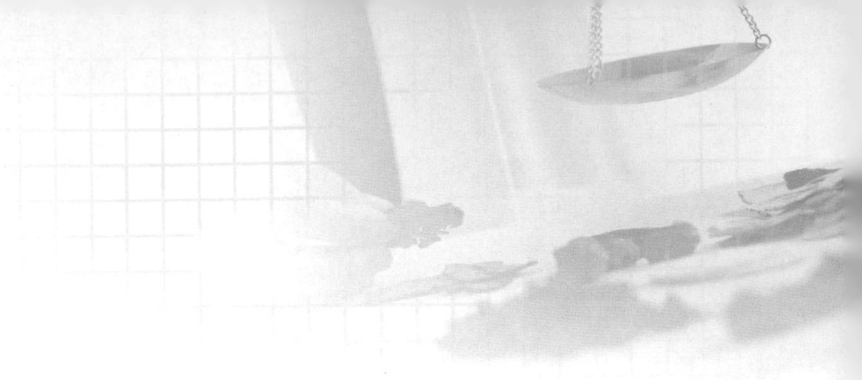

之後去了專門醫院就診，被診斷是帶狀性皰疹。

持續治療到後來，雖然兒子和我的皰疹都好了，卻開始常覺得皮膚癢，診斷發現是得了過敏性皮膚炎。

兒子自從皰疹痊癒後，過敏的症狀反而更加嚴重。

當時兒子的皮膚變得十分乾燥，稍微一抓就會跑出許多白色皮屑。只要過敏一發作，幾乎從頭到腳都會變成紅通通的。

因為不想被人看到，所以兒子常用繃帶將全身包起來，有時連臉都包著，看起來就像木乃伊一樣，那時大約有一個月沒去學校，每天在家裡哭個不停。

兒子常不安的說：「我的病會不會好呢？」聽起來真是讓人不忍，這時我還不知道有羅漢果顆粒這種東西。

●到底什麼時候才會好？

隔年也是過得很痛苦，我的體內好像裝了時鐘一樣，每次一到四

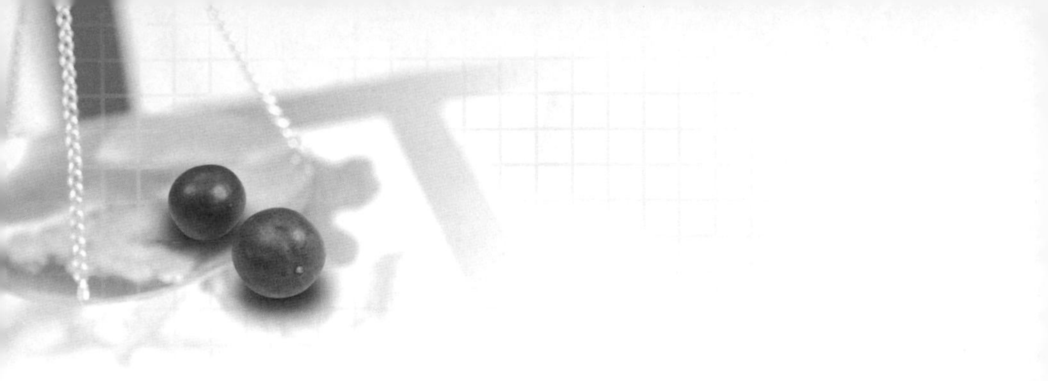

月身體就會開始變差，就連皮膚也變得很粗糙，因此我偶爾會早起再洗一次澡讓自己感覺清爽些。

但後來皮膚狀況愈來愈糟，不但會乾澀龜裂，嚴重的地方還會變得又紅又腫。

皮屑掉落的情況也很嚴重，有時就算穿著衣服還是會掉一堆在床上，全部掃起來就像是一堆米糠，我幾乎每晚都忍著皮膚癢睡覺。

之前看著小孩為過敏所苦，雖然心裡也很捨不得，但這時候才真的是感同身受。

這種痛苦真的會讓人產生輕生的念頭。

後來兒子的過敏症狀稍微緩和，雖然已經可以到學校上學，但全身的皮膚還是相當乾燥，臉也是又黑又腫，一看就知道這孩子大概有皮膚過敏。他和別人見面時常會因為緊張而使皮膚更癢，就會用手去抓，這種動作常會被認為是個浮躁的小孩，漸漸地兒子習慣在人前保持沉默。

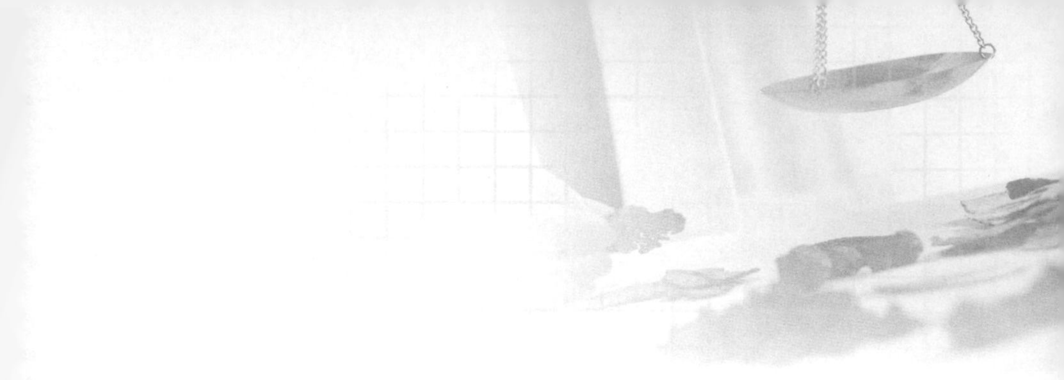

母子倆都常在想「到底什麼時候才會好？」也曾經有過不如求個解脫的念頭。

●羅漢果茶讓身體不再覺得癢

我使用中藥已有半年以上的時間，因為沒什麼效果，便到處打聽有沒有其他更好的治療方法。

大概兩年前，從一本雜誌上得知羅漢果顆粒的訊息。

雜誌上關於羅漢果顆粒的介紹明確寫出：「可改善過敏症狀及皮膚炎。」

我雖然很在意這篇報導，但心裡卻有點生氣的想著：哪有這麼簡單就能治好。

於是我抱著如果沒效果就去消基會告狀的心態，買了一些來試用。

當時我也與醫師通過電話，他告訴我：「儘量能多喝就多喝一

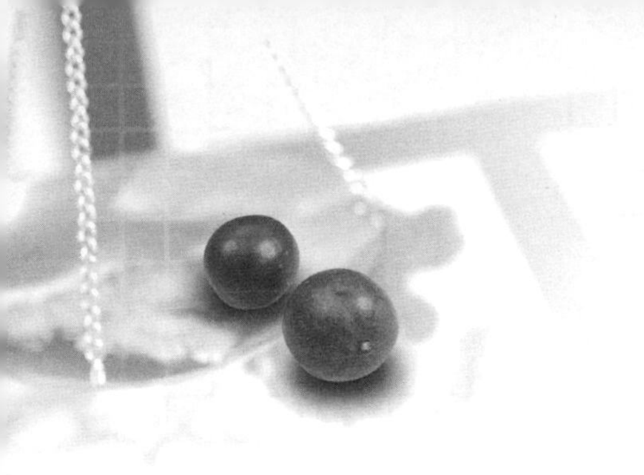

點」但是因為我還在觀望中，就先買了一袋五百克裝的羅漢果顆粒喝看看。

兒子因為曾有試過許多健康食品卻都無效的經驗，便消極的說：「反正不論吃什麼都不會好，我才不喝。」所以剛開始只有我一個人在飲用。

起先我只要一覺得皮膚癢，便喝個三大匙的量，每天都喝好幾杯。過了一週，皮膚癢的症狀竟然改善不少，後來我只要稍微覺得皮膚又開始癢，便忍耐不去抓改喝大量的羅漢果茶，有時一天甚至喝十杯。

●皮屑脫落的症狀也得到改善

因為先前使用過的健康食品幾乎都沒有效果，所以剛開始我對羅漢果顆粒也是抱著半信半疑的態度。但實際用過後，彷彿在黑暗中找到一盞明燈一樣。

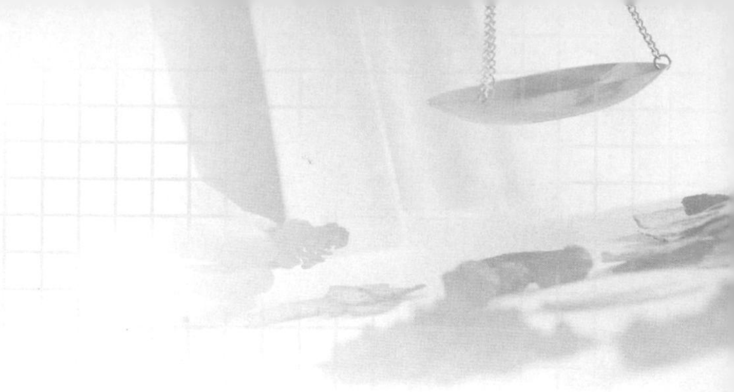

喝了羅漢果茶不但身體會覺得溫暖，皮膚癢的症狀也能得到緩和。雖然有時過一陣子又會開始覺得癢，但只要再喝點羅漢果茶就會覺得比較舒服，就這樣持續使用了一段時間。

我漸漸感覺羅漢果顆粒與之前使用過的健康食品有很大的不同，因為它讓我感覺身體確實好多了。

我想或許羅漢果顆粒很適合我的體質，於是又再買了二包，也試著讓兒子喝看看，過沒多久皮屑脫落的症狀就漸漸好轉了。

過敏性皮膚炎是種時好時壞的症狀，但使用羅漢果顆粒後，症狀就沒有再惡化過了。

四月剛開始喝羅漢果茶之前，我只是期待羅漢果顆粒能讓我的皮膚病恢復到夏天也能穿短袖的情況就好，但實際喝了之後，夏天時就真的可以穿短袖出門了。

無論是兒子還是我自己，喝了羅漢果茶後症狀真的都緩和許多。

雖然還沒完全治好，但已經不會再像之前癢到不能忍受，光是這樣就

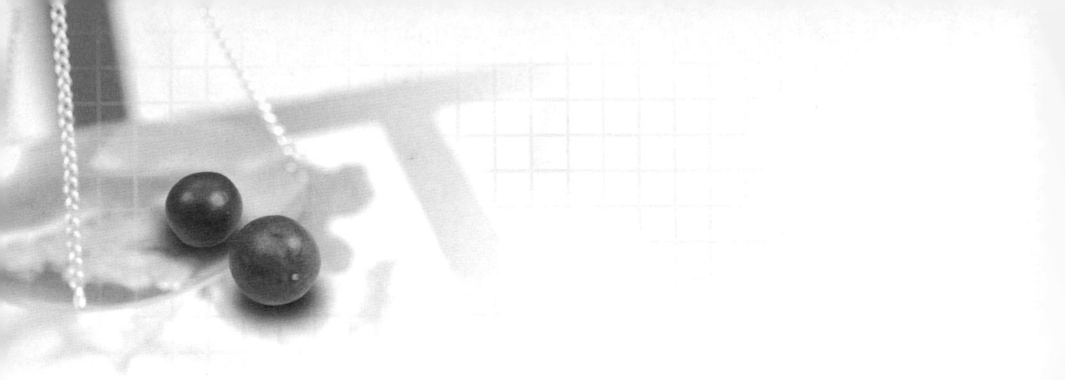

已經讓我們心裡覺得輕鬆不少。

●持續使用愈久效果愈好

因為最近狀況已好了很多，便從之前每天十杯左右，改為早中晚各喝一杯。

持續飲用二年後，過敏幾乎已經痊癒了，但為了預防復發，仍然持續在飲用，不過兒子偶爾會因為症狀已經改善而忘記喝。

能夠在不繼續惡化的情況下真正的痊癒，這都要感謝羅漢果顆粒。

像之前偶爾不小心抓到癢處，常會造成全身性紅腫發癢，現在已經不會再出現這種惡性循環，這表示身體狀況真的是愈來愈好。

還有一個讓我持續使用的理由，就是羅漢果顆粒價錢便宜，和之前使用過的昂貴健康食品相差很多。

不論多好的健康食品，如果不能長期使用就沒有意義，能夠放心

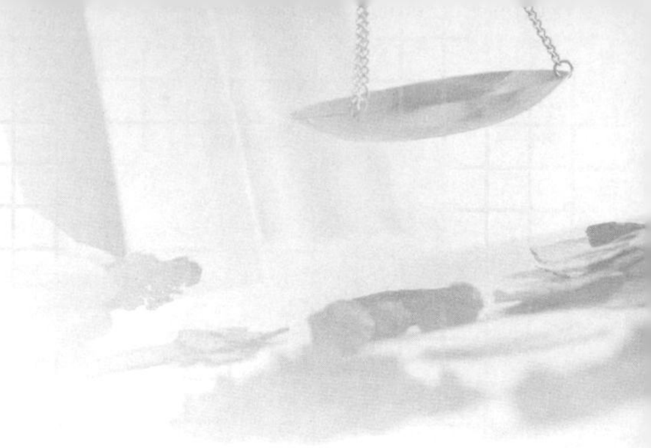

的持續使用，就是羅漢果顆粒最大的優點。

◎不必擔心孩子會過敏的麵包店

江先生（五十一歲）

●能夠放心的推薦

我所經營的麵包店是一間以天然食品為取向的麵包店，店裡的麵包全部都是使用天然酵母製造的，此外如果有客人覺得對身體很好的健康食品，我們也提供代為進貨的服務。

店裡有許多經常光臨的媽媽們，家裡小孩患有過敏性皮膚炎，他們對羅漢果顆粒都是一致的給予好評。

當時店裡會開始進羅漢果顆粒，只是因為恰好送來試賣品，但後來發現不但使用方便，也能廣泛的使用在料理上，於是許多店員便開

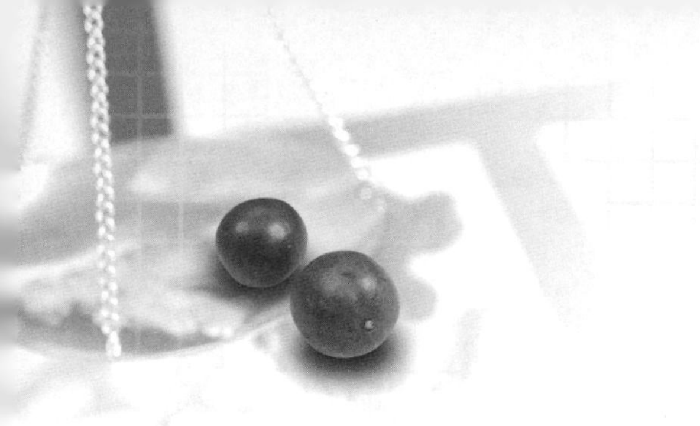

始喝起羅漢果茶。

雖然更早以前就聽說過羅漢果，但似乎容易腐壞，使用上也不方便，那時的印象並不是很好，但自從第一次喝到顆粒狀的羅漢果時，大家都被它的美味嚇了一跳。

那時正逢寒冬，但只要喝一杯羅漢果茶，身體就會變得很溫暖。店員們都說不但可以保暖，身體也會覺得很舒服，每個人都給予相當高的評價。

雖然有聽說過羅漢果顆粒對糖尿病或是過敏都有療效，但喝的時候並沒有想那麼多，只覺得這真的很好喝。

羅漢果顆粒不但使用方便，容易保存，味道更是好的沒話說，可替代砂糖卻幾乎不含熱量。我當時的想法是：「如果是這樣的食品我就能安心的推薦給客人了」，於是便開始進貨。

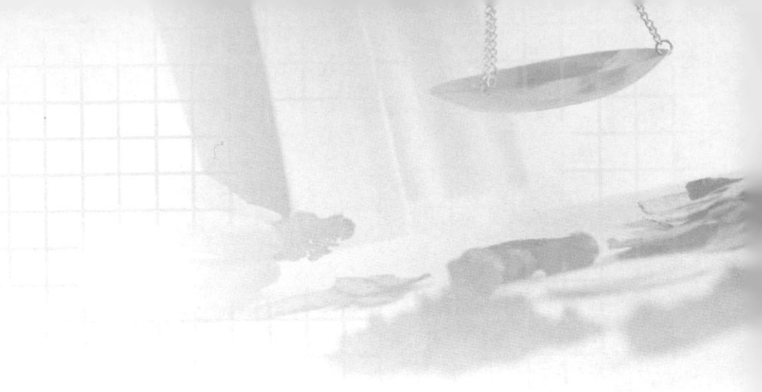

●使麵包餡又鬆又軟，風味加分

羅漢果顆粒在我店裡使用最頻繁的地方，就是在麵包的餡裡。在每天使用的麵包餡中加入羅漢果顆粒，味道會有令人驚奇的變化。在水中加入羅漢果顆粒來煮紅豆餡，就會變得鬆軟好吃，又能完整留住紅豆的風味。

我也將加入麵包中的砂糖改用羅漢果顆粒代替，不只能夠引出麵粉的天然風味，對於一些不喜歡砂糖的客人，使用羅漢果顆粒後讓他們能吃的更放心，因此羅漢果顆粒也成了店裡不可缺的重要材料。為了客人的健康，使用這種天然調味是絕對必要的。

尤其是那些擔心孩子過敏症狀的家長們，他們所需要的正是像這種以羅漢果顆粒代替砂糖製作的麵包。

店裡也有販賣未加工的羅漢果顆粒，在櫃台可以試喝，許多客人親自喝過後馬上就了解其中的優點。「身體變得很暖和呢」，「熱呼

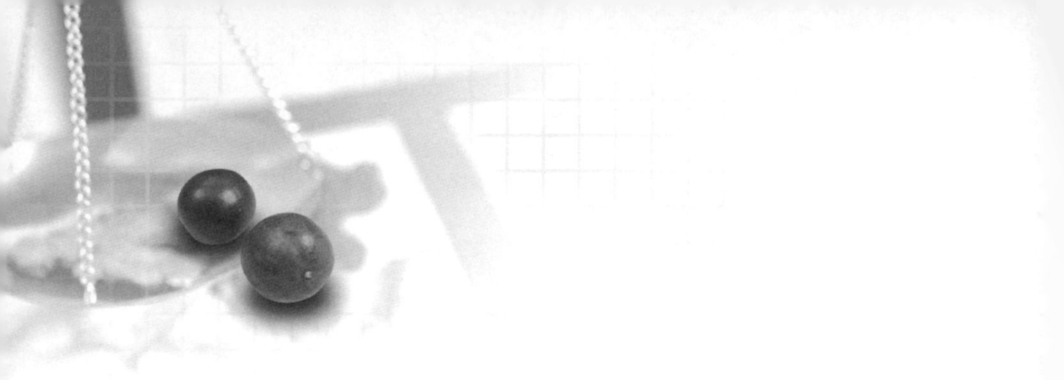

呼的喝起來感覺很好」，客人的讚美總是不絕於耳，因此試喝過後也都紛紛買回家裡使用。

羅漢果顆粒不像其他昂貴的健康食品，只要從每個月的伙食費中撥出一小部分就能買到。

●因過敏而傷腦筋的媽媽也說讚

羅漢果顆粒的好處可以從許多買過的客人一再光顧這點看出來。有些人是因為它的味道讓人愛不釋手，有些人則是看上它在飲食限制下還能放心飲用這點。不論如何，喝過的人就一定會上癮。

很多原先不喜歡牛奶的客人，在喝過加了羅漢果顆粒的牛奶後，都因為牛奶的腥味消失了而能高興的飲用。我自己也常把羅漢果顆粒加到又苦又難喝的中藥裡一起服用，就會變得比較容易入口。

因為我本身有低血壓的毛病，所以早起工作對我來說一直都很痛苦，但現在只要早起，我一定會先來杯熱呼呼的羅漢果茶。

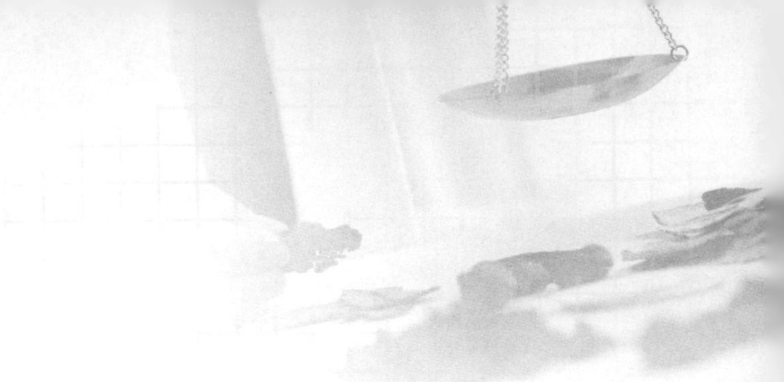

像這樣一起床就先喝一杯甜甜的羅漢果茶，頭腦也會跟著清醒，身體的機能也會更迅速。

我早上有泡澡的習慣，常常在泡完之後滿頭大汗而想要喝水，這時候加點羅漢果顆粒一起喝，整個人就會感覺相當舒暢。

羅漢果顆粒當然也能用在料理上，不論是魚或蔬菜，只要在煮沸前的水中加入羅漢果顆粒，就不容易煮爛也不需去除泡沫，甚至能使整體味道更加融合。

我將以上的經驗告訴客人，每個客人親自嘗試過後也都讚不絕口。

有時一想到我的麵包能幫上被過敏所苦的孩子們一點忙，就會覺得能從事這份工作真的很棒。

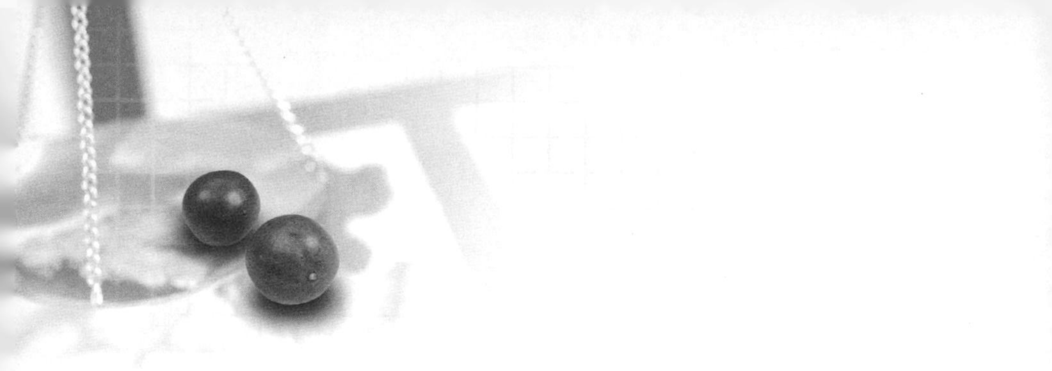

◎使體內循環更順暢，身心變得更積極

吳小姐（三十七歲）

我第一次知道羅漢果顆粒是在一年前的六月末，在一間以天然酵母為招牌的麵包店看到了羅漢果顆粒。

因為我本身很討厭砂糖，所以作菜時幾乎完全不放。只要一吃到砂糖，我就會覺得渾身不對勁，雖然也不是不敢吃，但就是不合我的胃口。

除了砂糖外，我也不喜歡像味淋這類的調味料，所以我作的菜幾乎是原汁原味。要將魚或是蔬菜煮的甜甜的對我來說是件很難的事。我想這應該也是因為我不喜歡砂糖的緣故。

幾年前我得知有種條狀的羅漢果，因為不含熱量，我想對身體應該很好，就試著把它用在料理上，但並沒有什麼很大的差別。

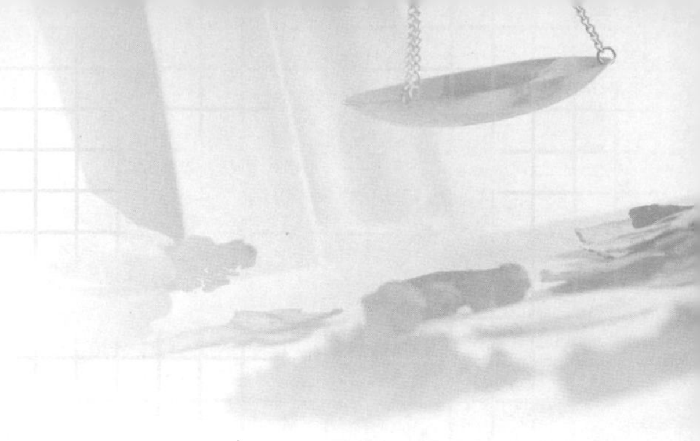

而顆粒狀羅漢果是我看到麵包店後才發現的。因為覺得使用方便，便買了一些回去試用，用過後發現不但可以提升料理的美味，直接用熱開水沖泡也很好喝。喝過之後會覺得全身暖呼呼的，我想這東西對身體一定很好，便持續使用下去。

後來我把它推薦給妹妹和父母，現在大家都在使用。我每天都喝很多杯高濃度的羅漢果茶，剛開始，一星期大約要用掉一公斤（二袋）左右。

有時因為剛好用完兩三天沒辦法喝到羅漢果茶，就會覺得身體怪怪的。我想可能是身體在向我要羅漢果茶吧，這時候如果多喝一點，身體就會感到很滿足，我可以清楚感覺到喝了羅漢果茶後，我的體質有了明顯的改善。

因此每當自己覺得體內循環不順時，我就會大量飲用羅漢果茶。這樣一來就會覺得身體的氣能夠順暢運行，也能提升體內的能量。

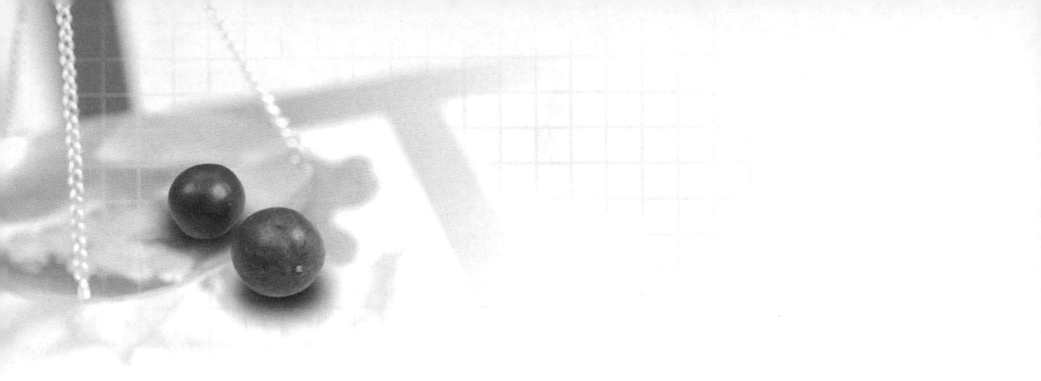

當我覺得自己的氣血運行順暢時，對任何事物都能保持樂觀進取的態度，也能感染周遭的人。

我使用羅漢果顆粒已經一年，它使我的身心都能維持在最佳狀態，現在羅漢果顆粒已成為我生活中的一部分了。

◎不止是女兒，連有過敏症的小狗都痊癒了

歐陽女士（五十五歲）

我使用羅漢果顆粒到現在，已經有二年的時間。即將滿二十七歲的女兒從小就有過敏體質，過敏性皮膚炎常出現惡化的情況。大約二年前，女兒因為身體狀況不好，過敏變得很嚴重，精神方面也常出現焦慮不安的情況，於是我就帶她去求診。

當時看診的醫師推薦我使用羅漢果顆粒。才試用沒多久，女兒的身體狀況就恢復不少，過敏也漸漸好轉，

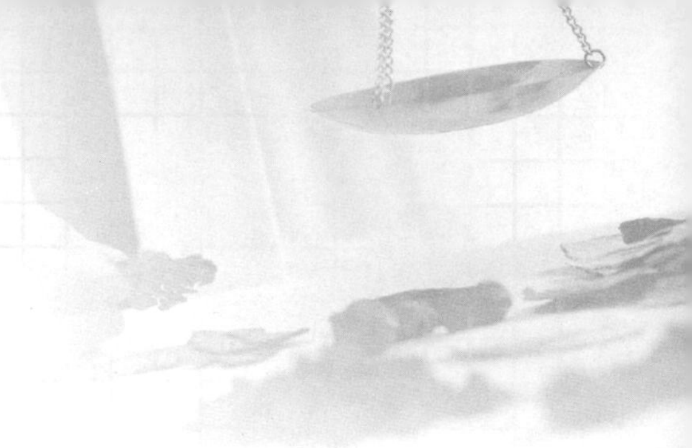

於是我和先生也一起使用，後來發現用在料理上可以提升食材的美味，便一直使用到現在。

喝一杯羅漢果茶，身心都會覺得很溫暖，因為我先生不喜歡喝牛奶，於是我就加四匙左右的羅漢果顆粒到牛奶裡再讓他喝，他說：「這好像咖啡牛奶一樣，真好喝。」後來我先生每天都一定要喝一杯羅漢果牛奶。

說到效果，首先就是我們全家都變得很少感冒，就算不小心著涼了，在初期症狀出現時通常就能治好，此外因為我本身有便祕，但自從喝了羅漢果茶後排便就變得很通暢，先生的失眠也改善不少，這都是羅漢果顆粒的功勞。

然而，家裡可不只我們幾個人變成羅漢果顆粒的死忠粉絲。

之前家裡的狗因為患了會陰疝而動手術治療，雖然出院後狀況還算不錯，排便卻變得相當困難。但自從我們拿羅漢果顆粒餵牠之後，排便就通順許多。

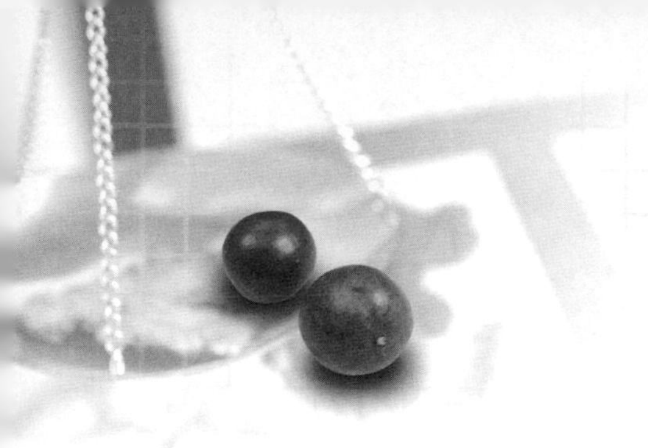

平常一天一次，將五～六匙羅漢果顆粒用熱水沖泡後拿來浸泡麵包，當作點心來餵食家裡的狗，因為零熱量，所以也不需要擔心小狗會變胖，看的出來牠也吃得很開心。

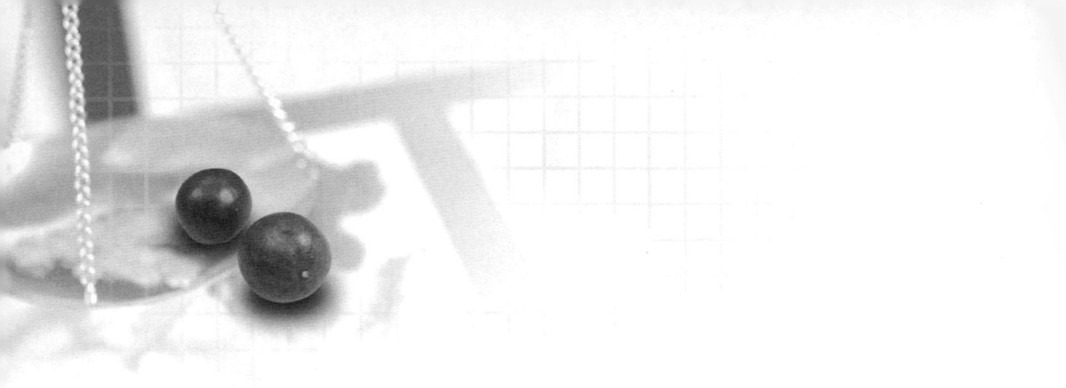

致讀者

本書所介紹的羅漢果顆粒是由「Healing Space治癒森林」所開發出的原創食品，但是現今市面上販賣著許多羅漢果含量不足或是品質不佳的仿冒劣製品，黑心商人打著羅漢果顆粒的名號來謀取不法利益，希望閱讀過本書的讀者，能夠確實了解羅漢果顆粒的優點留意這些仿冒品。

「Healing Space」所開發的羅漢果顆粒，不論小孩或老人都能放心使用，並且希望所有使用者都能在一週內得到改善體質的效果，如果要發揮羅漢果顆粒最大的效果，希望各位能確實記住以下的重點。

1. 每天飲用並使用在料理上為基本用法

每天飲用羅漢果茶，才能真正感受到它的效果，而用於每天的飲

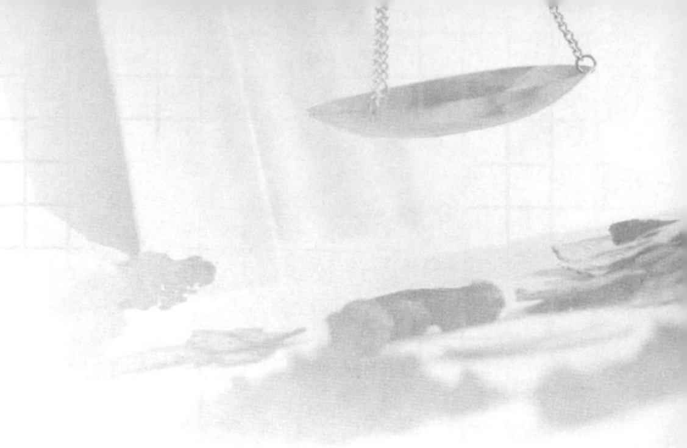

食上，則能預防病症同時管理好家人的健康。

①根據研究顯示，羅漢果顆粒的療效（抗氧化作用）與濃度成正比，對於重症患者或是因病症而對身體造成負擔的人，應提高飲用量及濃度。

像是長年受飲食限制的糖尿病患者，一星期可以飲用約五百克的羅漢果顆粒。

②羅漢果顆粒完全是以天然成分所製造，因此相當適合人體，隨時隨地都可以飲用，即使喝過量也不會有任何危害。我們推薦的飲用方法是一天三杯高濃度羅漢果茶，如此就能使身體暖和輕盈並感覺神清氣爽。

③製造羅漢果顆粒的初衷並不是要代替砂糖，而是為了早日治好病症，改善體質，重新找回對自己健康的自信為出發點而製造的。

在味道上，特別是運用在料理上，會比直接使用羅漢果果實來得更加有效。

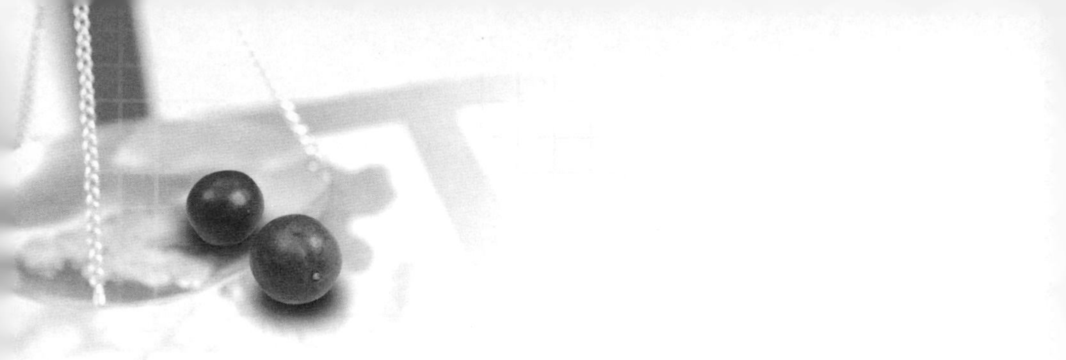

2.羅漢果顆粒絕非只是砂糖的替代品

市面上許多對於羅漢果顆粒的認知僅止於「甜度為砂糖的四百倍」，由於多有省略，故在此一併詳細說明。

①過於強調羅漢果顆粒的甜度是砂糖的四百倍，常使人有羅漢果顆粒就是砂糖替代品的錯誤認知。事實上，使用羅漢果顆粒能夠給被飲食限制所苦的患者很大的幫助，也有改善體質的療效。

②作菜時只要在約二百cc的水中放入一匙羅漢果顆粒，就能防止食材的營養流失（不需要除去泡沫），且能防止食材因加熱而氧化。

最重要的是，即使不加砂糖，也能提出食材天然的甜味及鮮味，而不再需要人工甜味料。

如果想吃味道重一點的料理，只需提高羅漢果顆粒的份量即可，因為羅漢果顆粒是不含熱量的天然提味料。

③如果只將擁有多種療效的羅漢果顆粒拿來當砂糖的替代品就太浪費了，因為它能確實守護全家人的健康。

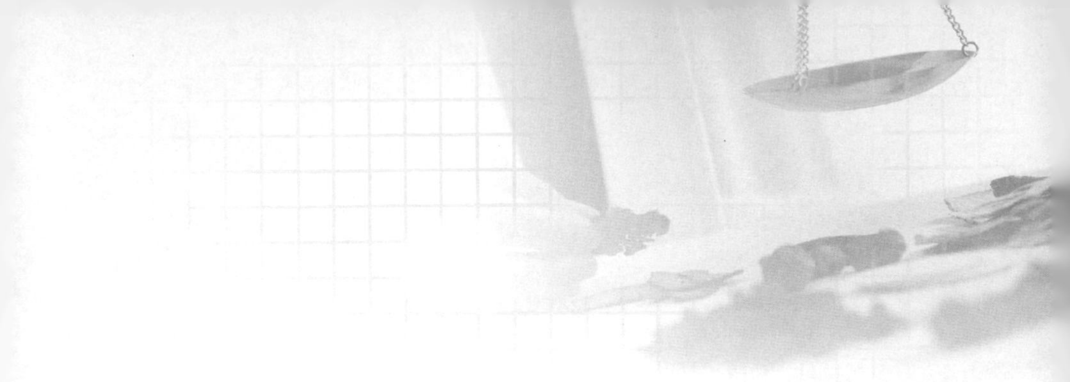

出版此書，也是期望能將對所有人身心健康有益的羅漢果顆粒傳達給更多人知道。

今天，許多生活習慣病已不再是成年人的專利，而各種併發症更是令人聞之色變，羅漢果顆粒能從日常飲食中守護健康，改善體質，也給許多必須長期用藥或以手術來減輕痛苦的患者們，另一個療養方向。

我們希望能帶來健康的身體及安心感的羅漢果顆粒能被更多人知道。

不盲目追逐健康食品的風潮，而能在每天的生活中持續使用的經濟性與實效性，羅漢果顆粒是各位最明智的選擇。

本書中所提供的資訊與方法並非要取代正統的醫療程序，因個人體質、年齡、性別、特殊病史等各異，若您有任何身體上的不適，我們建議您應請教專業的醫護人員。

羅漢果——降血糖、抗氧化、抗過敏

作者／大橋正文
譯者／石學昌
責任編輯／林晉弘
美術編輯／錢亞杰
出版者／世茂出版有限公司
地址／（二三一）台北縣新店市民生路十九號五樓
電話／（〇二）二二一八三二七七
傳眞／（〇二）二二一八三二三九（訂書專線）
（〇二）二二一八七五三九
劃撥／一九九一一八四一
單次郵購總金額未滿五〇〇元（含），請加50元掛號費
世茂酷書網路書店／www.coolbooks.com.tw
讀者服務信箱／Service@coolbooks.com.tw
電腦排版／辰皓國際出版製作有限公司
製版印刷／世和印製企業有限公司
初版一刷／二〇〇六年五月
三刷／二〇一一年一月
定價／一八〇元

國家圖書館出版品預行編目資料

羅漢果：降血糖、抗氧化、抗過敏／ 大橋正文
作；石學昌譯. -- 初版. -- 臺北縣新店市
：世茂, 2006[民 95]
面；　公分

ISBN 957-776-765-6（平裝）

1. 藥材

414.35　　　　　　　　95006014